高原生理学实验教程

主　　编　黄　缄　李晓栩
副 主 编　谭小玲　蔡明春
编　　委　（以姓氏笔画为序）

王辰元　刘福玉　孙滨达　阳一栋

李晓栩　杨诚忠　张梦洁　周晓英

官立彬　赵　力　钟志凤　徐　刚

殷　骏　黄　缄　崔　宇　矫　力

蒋利佳　蔡明春　谭小玲

科学出版社

北京

内 容 简 介

　　高原生理学是研究机体暴露于高原环境时，机体功能、代谢和形态的变化特点、规律和机制的学科。高原地区人群（包括世居和移居人群）的疾病谱、人口结构、心理状态、健康概念、生活习俗等社会环境均有其特殊性。高原生理学的任务就是以暴露在高原环境的人及其他动物为研究对象，将实验研究与临床研究相结合，揭示高原暴露时机体各种变化的特点、规律及其机制。高原生理学的许多内容来自实验研究，高原生理学实验是高原生理学教学内容的重要组成部分。本实验教程包括低氧模型制作、低氧对各系统影响、综合实验等内容，围绕教学内容展开。实验的设置旨在重点展示高原环境对人及其他动物各系统、各器官等的影响，加深学生对理论课教学内容的理解与认识。

　　本书主要适用于高原医学专业学生。

图书在版编目（CIP）数据

　高原生理学实验教程/黄缄，李晓栩主编 . —北京：科学出版社，2022.11
　ISBN 978-7-03-069259-7

　Ⅰ.①高… Ⅱ.①黄… ②李… Ⅲ.①高原医学 – 病理生理学 – 教材　Ⅳ.① R188 ② R363

　中国版本图书馆 CIP 数据核字（2021）第 121678 号

责任编辑：李国红　钟　慧/责任校对：宁辉彩
责任印制：李　彤/封面设计：陈　敬

科学出版社 出版
北京东黄城根北街 16 号
邮政编码：100717
http://www.sciencep.com
北京中科印刷有限公司 印刷
科学出版社发行　各地新华书店经销

*

2022 年 11 月第 一 版　开本：787×1092　1/16
2022 年 11 月第一次印刷　印张：6
字数：142 000

定价：39.80 元
（如有印装质量问题，我社负调换）

前　言

　　高原生理学是研究机体暴露于高原环境时，机体功能、代谢和形态的变化特点、规律和机制的学科。高原是一个特殊的人类生存和活动的空间，高原地区人群（包括世居和移居人群）的疾病谱、人口结构、心理状态、健康概念、生活习俗等社会环境均有其特殊性。高原生理学的任务就是以暴露在高原环境的人及其他动物为研究对象，将实验研究与临床研究相结合，揭示高原暴露时机体各种变化的特点、规律及其机制。高原生理学的许多内容来自实验研究，高原生理学实验是高原生理学教学内容的重要组成部分。

　　高原环境对机体产生影响的主要因素是低压、低氧。因此，本实验教程主要针对低压、低氧而设计。同时低压、低氧最终引起细胞微环境低氧，微环境低氧的实质是常压性低氧，因此细胞实验部分采用常压性低氧。

　　本实验教程包括低氧模型制作，低氧对各系统（代谢、呼吸、循环、血液、神经内分泌）的影响，综合实验等内容，收集并整理了经典的高原生理学反应类型。本实验教程围绕教学内容展开。实验的设置旨在重点展示高原环境对人及其他动物各系统的影响，加深学生对理论课程教学内容的理解与认识。

　　随着现代生物技术的突飞猛进，越来越多人认可整合生物学、整合生理学的理念。将现代分子生物学技术与反应系统、器官功能结构和代谢的传统生理学方法相结合，有利于更加全面、更加准确地揭示高原环境下机体功能结构变化的规律与本质。因此，本实验教程所收集、整理的实验方法，对于从事高原医学、低氧病理生理学研究的硕士、博士研究生以及其他科研工作者，具有重要参考价值。

　　智者千虑，必有一失。由于水平有限，不完美之处在所难免，敬请各位读者不吝赐教，以便再版时修正完善。

黄　绒

2022 年 6 月

前 言

目　　录

第一章　低氧模型制作

高原低氧可引起体内一系列生理、病理改变，是导致机体发生疾病，甚至死亡的重要原因。低氧模型制作是高原医学研究的关键技术之一，是指将动物暴露在模拟高原低氧环境下，进而对其进行生理、生化、病理、药理及临床等方面的研究。低氧模型制作主要包括常压性低氧模型制作和低压性低氧模型制作。

实验一　大鼠常压性低氧模型制作

【实验目的】

1. 复制大鼠常压性低氧模型。
2. 观察大鼠急性低氧生理功能的变化。

【实验原理】

通过将实验动物置于特制密闭空间，输入低浓度氧气，或者将实验动物麻醉后，给实验动物吸入低氧混合气体，从而降低空气中氧浓度，将实验动物置于常压性低氧状态下复制常压性低氧动物模型。

【实验对象】

$180 \sim 220g$ SD 大鼠，雄性。

【试剂器械】

1. **试剂与药品**　15% 氨基甲酸乙酯溶液、0.5% 肝素生理盐水、4% 多聚甲醛溶液、生理盐水、血气分析试剂盒、派诺硝唑低氧探针、异硫氰酸荧光素（FITC）- 抗派诺硝唑探针大鼠 IgG 单克隆抗体、辣根过氧化物酶（HRP）- 兔抗 FITC IgG 多克隆抗体、石蜡等。

2. **设备与器械**　血气分析仪、血氧分析仪、常压常氧和常压性低氧装置（实验室自制）、气体浓度检测仪、智能控氧仪、pH（酸碱值）测量仪、光学显微镜、气体浓度检测仪等。

【实验步骤】

1. **低氧模型复制**　实验室自制常压常氧、常压性低氧装置（图 1-1），智能控氧仪和气体浓度检测仪监测并控制装置内氧气（O_2）浓度，密闭的常压性低氧装置通入纯氮气（N_2），使装置内 O_2 浓度降低到 10%，常压常氧装置内 O_2 浓度为 21%。将大鼠随机分为常氧对照组，常压性低氧组（1h、3h、6h、12h），实验前 1 天 18:00 后所有大鼠禁食（不禁水），常氧对照组和常压性低氧组大鼠分别放置在已提前调好 O_2 浓度的常压常氧装置和常压性低氧装置内（常压性低氧组分别放于装置内 1h、3h、6h、12h）。

2. **血气测定**　在装置内取材，大鼠经 15% 氨基甲酸乙酯溶液（1ml/100g）麻醉后，剖腹并分离腹主动脉，用已排尽空气、经 0.5% 肝素生理盐水湿润过的注射器抽取 0.5ml 大鼠动脉血，针头用橡皮塞隔绝空气，快速注入血气分析试剂盒中，插入血气分析仪检测相应指标，同时保留部分抗凝动脉血进行氧解离曲线（oxygen dissociation curve, ODC）检测。

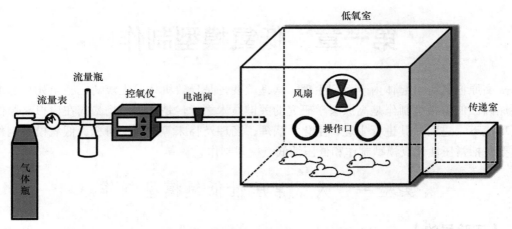

图 1-1　实验室自制常压性低氧装置

3. 免疫组织化学检测缺氧程度　取材前 1.5h，所有大鼠腹腔注射派诺硝唑低氧探针（pimonidazole hydrochioride，一种新型乏氧细胞标志物，其原理是利用还原硝基选择性结合乏氧细胞的能力而形成的一种从细胞水平测定缺氧程度的技术），注射剂量为 60mg/kg，大鼠麻醉后剖开其胸腔和腹腔，暴露心、肝和肾，剪开右心房放出血液，用灌注泵从心尖处先后给大鼠全身缓慢灌注生理盐水和 4% 多聚甲醛溶液，直到全身板直僵硬，皮肤和肝、肾苍白，取出大鼠大脑、肝左叶和完整左肾，放入 4% 多聚甲醛溶液固定 24h 后修整组织，取脑组织和肾组织冠状面中部厚 0.5cm 的切块，肝组织修剪为 1cm×1cm×0.5cm 切块，石蜡包埋切片后做免疫组织化学检测，一抗以 FITC-抗派诺硝唑探针大鼠 IgG 单克隆抗体孵育，二抗以 HRP-兔抗 FITC IgG 多克隆抗体孵育。在 40 倍显微镜下观察肝实质细胞和肾皮质细胞，并用光学显微镜软件拍照分析；在 20 倍显微镜下观察脑冠状面，并用光学显微镜软件拍照分析。

【结果记录】

将实验各数据记录于表 1-1。

表 1-1　大鼠常压性低氧模型各项指标变化

分组	时间（h）	PaO_2（mmHg）	$PaCO_2$（mmHg）	pH	SaO_2（%）
常氧对照组	0				
常压性低氧组	1				
	3				
	6				
	12				

PaO_2，动脉血氧分压；$PaCO_2$，动脉血二氧化碳分压；SaO_2，动脉血氧饱和度；$1mmHg \approx 0.133kPa$

【结果分析】

大鼠轻度缺氧，呼吸、心率加快，PaO_2、SaO_2 降低，$PaCO_2$ 升高；大鼠重度缺氧，呼吸、心率降低，PaO_2、SaO_2 降低，$PaCO_2$ 升高。

【注意事项】

1. 动物麻醉要深浅适度，麻醉过深，可严重抑制动物呼吸；麻醉过浅，动物在实验中疼痛挣扎，影响实验观察，甚至引起神经源性休克。

2. 收集动物动脉血后，针头应用橡皮塞塞住以隔绝空气，尽快进行血气检测。

（李晓栩 蒋利佳）

实验二 大鼠低压性低氧模型制作

【实验目的】

1. 建立大鼠低压性低氧模型。

2. 观察大鼠急、慢性低氧生理功能的变化。

【实验原理】

模拟高原低氧制作低压性低氧模型（又称大气性缺氧模型）。其原理是：随着海拔升高，大气压降低，气体中的氧分压降低，机体组织或细胞进行气体交换的氧不足，低氧分压使氧的弥散速度减慢，以致供应机体的氧不足，造成细胞缺氧。这种模型制作更接近高原低氧的真实状态，参考海拔为4000m至8000m。

低压舱是模拟高原低压环境的大型实验装置，一般为长方形，舱体由钢板焊接而成，舱壁上装有观察窗等，其门窗密闭性很好，整个舱体可以承受较大压力。用真空泵不断地抽出舱内气体，即可造成低压环境。其组成如图1-2所示。调节抽气量和进气量的比例，可使舱内造成"上升"（抽气量＞进气量）、"停留"（抽气量＝进气量）或"下降"（抽气量＜进气量）的低压条件。

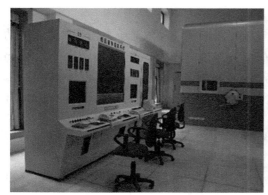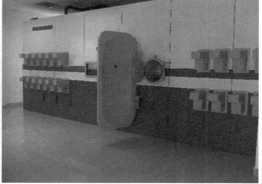

图 1-2 低压舱结构示意图

低压性低氧模型制作是将实验动物或人置于低压舱内，然后开启真空泵，通过调节进气阀缓慢降低舱内气压，至与一定海拔相对应的压力后，维持一定时间即可。

【实验对象】

180 ～ 220g SD 大鼠，雄性。

【试剂器械】

1. 试剂与药品　15% 氨基甲酸乙酯溶液、0.5% 肝素生理盐水、4% 多聚甲醛溶液、血红蛋白测定试剂盒、石蜡等。

2. 设备与器械　低压舱、多导生理记录仪、微型压力传感器、血气分析仪、光学显微镜、常规手术器械等。

【观察指标】

1. 心血管　心率，血压，肺动脉舒张压（PADP），肺动脉收缩压（PASP），平均肺动脉压（mPAP），右心室收缩压（RVSP），右心室肥大指数，左、右心室内压最大上升速率（dp/dt_{max}）。

2. 血液　取大鼠腹主动脉血行血气分析和血常规检测，观察大鼠动脉血氧分压、动脉血氧饱和度、血细胞比容（HCT）、血红蛋白（Hb）、红细胞（RBC）计数变化。

3. 组织形态学　在光学显微镜下观察肺小动脉形态学变化。

【实验步骤】

1. 动物分组　将大鼠饲养 3 天后随机分为平原对照组和高原低氧组，高原低氧组可根据低氧时间不同（1 天、3 天、15 天、30 天）进一步分组。按不同低氧时间分别将各组大鼠放入低压舱。

2. 低压性低氧动物模型复制　①将高原低氧组各组大鼠置于低压舱饲养至相应时间，以 200m/min 速度匀速"上升"至模拟海拔 5000m，工作人员每 1～2 天为大鼠添加食物和水、更换垫料和鼠笼，低压性低氧模型制作完毕后从低压舱中取出大鼠。②平原对照组大鼠置于舱外饲养。

3. 称重、麻醉　分别对大鼠进行称重，记录大鼠体重（BW），以 15% 氨基甲酸乙酯溶液（1ml/100g）腹腔注射以麻醉大鼠。

4. 压力测定　大鼠左、右心室插管，用多导生理记录仪及微型压力传感器测定肺动脉压（PADP、PASP、mPAP）、RVSP 及 dp/dt_{max}。从大鼠右侧颈外静脉插入直径为 1mm 且充有 0.5% 肝素生理盐水的聚乙烯塑料微导管，导管的另一端与微型压力传感器相连，监测压力变化，在压力波形的引导下，导管经上腔静脉进入右心房、三尖瓣口、右心室，最后进入肺动脉干。

5. 血气及血常规测定　待完成上述指标检测后，从大鼠腹主动脉采血进行血气分析和血常规测定。

6. 右心室肥大程度测定　剖胸取出大鼠心脏，剪去心房组织，用生理盐水冲洗，沿室间隔边缘分离出右心室（RV）和左心室（LV）以及室间隔（IS，室间隔归为左心室部分），用滤纸吸干水分后称量 RV 和 LV + IS 的重量，以右心室肥大指数 [RV/（LV + IS）] 和右心室指数（RV/BW）来反映 RV 肥大程度。

7. 肺血管病理检测　从大鼠右肺下叶相同部位取组织块，置于 4% 多聚甲醛溶液中固定 1 周。常规石蜡包埋，连续切片，使用弹力纤维染色法对弹力纤维进行染色，光学显微镜下观察肺小动脉形态学变化。

【结果记录】

将实验各观察数据记录于表 1-2、表 1-3 中。

表 1-2　低压性低氧动物模型指标检测

分组	低氧时间（天）	HCT（%）	Hb（g/L）	RBC（$\times 10^{12}$/L）	PADP（mmHg）	PASP（mmHg）	mPAP（mmHg）	RVSP（mmHg）	RV/BW	RV/（LV+IS）
平原对照组	0									
高原低氧组	1									
	3									
	15									
	30									

表 1-3　低压性低氧动物模型血气分析

分组	低氧时间（天）	PaO_2（mmHg）	$PaCO_2$（mmHg）	pH	SaO_2（%）
平原对照组	0				
高原低氧组	1				
	3				
	15				
	30				

【结果分析】

1. 急性低氧暴露　大鼠心率加快、mPAP 及 RVSP 增加，PaO_2、SaO_2 降低。

2. 慢性低氧暴露　大鼠红细胞、血红蛋白、血细胞比容增加，右心室肥大，肺小动脉壁增厚，血管腔狭窄。大鼠低氧暴露 15 天、30 天后 RVSP、mPAP、右心室肥大指数（RVHI）的变化见图 1-3。

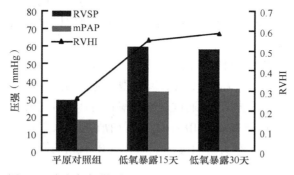

图 1-3　大鼠低氧暴露后 RVSP、mPAP、RVHI 的变化

【注意事项】

1. 操控低压舱的工作人员做好低压舱检测准备工作，确保自身安全。

2. 进入低压舱的工作人员应身体健康，患有严重心血管、呼吸系统疾病及感冒者勿入。此外还应重点检查低压舱工作人员咽鼓管通气功能。

咽鼓管通气功能检查方法：用一条两端有接耳器的橡皮管，一端插在被检者的外耳道内，另一端插在检查者外耳道内，令被检者做吞咽动作。如咽鼓管通气良好，检查者可以听到空气通过咽鼓管进入鼓室腔所发出的柔和的吹气音；如听不到，则被检者做捏鼻吞咽动作；若仍听不到，则被检者做捏鼻鼓气动作。如果做上述三种动作均听不到吹气音，说明被检者存在咽鼓管通气功能障碍，不宜进入低压舱工作。检查时要注意对空气通过咽鼓管进入鼓室这一情况有所鉴别。工作人员应分别对两耳进行检查。

3. 了解低压舱内设施，如通信、递物舱、用氧设备的使用方法。严格控制低压舱升降速度，注意用氧安全。

（蔡明春　李晓栩）

实验三　细胞缺氧模型的复制

【实验目的】

1. 模拟缺氧微环境。

2. 细胞缺氧模型的鉴定。

【实验原理】

根据机体氧代谢的过程来分类，缺氧可分为四种类型：低张性缺氧、循环性缺氧、血液性缺氧和组织性缺氧。但对于体外培养的细胞而言，细胞缺氧是指细胞培养过程中氧供应不足或氧利用障碍所导致的一种病理状态。目前可以通过三种方式构建细胞缺氧模型：缺氧培养环境、细胞摄氧障碍和细胞氧利用障碍。缺氧培养环境既可通过细胞培养箱设置相应的氧浓度来实现，也可通过在培养液中加入连二硫酸钠清除培养液中的氧分子来实现；细胞摄氧障碍主要通过阻断血红蛋白与氧结合的方式来限制细胞从培养液中摄取氧分子；细胞氧利用主要发生在线粒体，通过线粒体氧化磷酸化偶联，生成腺苷三磷酸（ATP）而造成细胞缺氧。目前阻断线粒体电子传递链的药物均可以阻断氧的利用过程，造成细胞缺氧。细胞摄氧障碍和细胞氧利用障碍的构建方法，主要通过一些化学试剂的处理来实现，因此也叫化学缺氧。

不同的组织和不同的细胞对缺氧的敏感程度不同，神经细胞对缺氧最敏感，而骨骼、肌细胞对缺氧最耐受。因此，构建细胞缺氧模型要考虑处理时间以及缺氧程度等因素。细胞缺氧模型的建立是否成功，可以通过观察缺氧诱导因子 1（hypoxia-inducible factor 1，HIF-1）的活性或者其活性亚基 α（HIF-1α）的蛋白质水平来鉴定。因为 HIF-1 是缺氧直接可诱导活化的转录因子。本实验通过构建血管内皮细胞缺氧模型来阐述细胞缺氧模型复制的流程及鉴定方法。

【实验对象】

人脐静脉内皮细胞株。

【试剂器械】

1. 试剂与药品　杜氏高糖培养液（含 10% 胎牛血清及 1% 青霉素/链霉素溶液）、氯化钴溶液、连二硫酸钠/鱼藤酮溶液、磷酸缓冲盐溶液（PBS）、胰蛋白酶、放射免疫沉淀法（radioimmunoprecipitation assay，RIPA）裂解液、蛋白酶抑制剂、蛋白质浓度测定试剂盒等。

2. 设备与器械　细胞培养箱、低氧培养箱/低氧细胞工作站、超声粉碎仪、离心机、移液器、细胞刮板、细胞培养瓶、血细胞计数器等。

【观察指标】

HIF-1α 的蛋白质表达水平。

【实验步骤】

1. 细胞培养与传代　人脐静脉内皮细胞（human umbilical vein endothelial cell，HUVEC）在杜氏高糖培养液中，置于细胞培养箱（37℃、21%O₂）中常规培养。细胞生长至 80%～90% 融合度时进行传代：吸弃旧培养液，使用 PBS 洗细胞 3 次，吸尽残液，加入 2ml 胰蛋白酶，摇晃消化 1～2min，加入 2ml 培养液，终止消化并吹打混匀成单细胞悬液。使用血细胞计数器进行细胞计数，按所需细胞量，取适量的单细胞悬液均匀接种到细胞培养瓶中，摇晃混匀，放入细胞培养箱继续培养。

2. 细胞低氧处理

（1）低氧培养处理：细胞常规换液后，分为低氧组和常氧组。低氧组细胞置于细胞培养箱/低氧细胞工作站，以 1% O₂ 连续缺氧 2h、6h、8h、24h；常氧组置于细胞培养箱（21% O₂）中培养 24h。

（2）化学低氧处理：细胞常规换液后，分为低氧组和常氧组。低氧组细胞分别给予不同浓度的氯化钴溶液、连二硫酸钠/鱼藤酮溶液处理，常氧组中加入不含药物的溶剂（杜氏高糖培养液），所有细胞置于细胞培养箱（21% O₂）中培养 6h。

3. 细胞低氧模型的鉴定

（1）细胞的收集：在相应时间点，取出细胞培养瓶，快速置于冰浴中，吸弃培养上清液，用冰浴预冷的 PBS 洗细胞 3 次。

（2）细胞总蛋白的提取：在洗涤后的细胞培养瓶中，加入适量的含蛋白酶抑制剂的 RIPA 裂解液，左右晃动摇匀，使瓶底细胞均匀地与 RIPA 裂解液接触。冰浴上静置 30min。使用细胞刮板在瓶底刮动，充分收集 RIPA 裂解液，吸取裂解液置于 1.5ml 离心管中，全程保持冰浴。用超声粉碎仪粉碎细胞后，将其置于离心机（4℃，12 000r/min）离心 30min，收集上清液备用，全程保持冰浴。

（3）总蛋白质浓度测定：参照蛋白质浓度测定试剂盒使用说明。

（4）HIF-1α 蛋白表达水平检测与半定量分析：采用免疫印迹（Western blot）检测常氧组和低氧组细胞总蛋白质中的 HIF-1α 蛋白表达水平。

【结果记录】

1. 各组细胞裂解蛋白质的浓度。

2. 各组细胞裂解蛋白质中 HIF-1α 蛋白水平。

3. 各组细胞裂解蛋白质中 HIF-1α 蛋白水平的半定量分析。

【结果分析】

HIF-1α 蛋白条带在 120kDa 左右。实验结果显示，常氧组细胞的总蛋白质中几乎检测不到 HIF-1α 蛋白表达，而低氧暴露 2h 后，HIF-1α 蛋白表达增加，并随着低氧暴露时间的延长，逐渐增加，6 ～ 8h 达到最高，随后逐渐下降。这一结果表明，低氧细胞模型复制成功。

　　实验中要注意两个问题：第一，在提取细胞总蛋白质时，可能因为细胞从低氧环境中取出后，冰浴不及时，导致细胞复氧后，HIF-1α 蛋白快速降解，而出现后续实验中检测不到 HIF-1α 蛋白表达的现象。第二，经过细胞的裂解、蛋白质收集、蛋白质浓度测定等多个过程后，因为系统误差，导致检测到的各组内参蛋白表达水平不一致，影响数据分析，需要保持一致的细胞接种量；对较长时间的低氧处理，要多次重复检测，保证检测的内参蛋白表达水平一致。

【注意事项】

　　1. 实验处理前，各组间细胞接种密度尽量一致。

　　2. HIF-1α 蛋白在氧浓度升高后极易降解。因此，处理细胞和提取蛋白质时，注意保持冰浴。

　　3. HIF-1α 蛋白水平的升高，可以代表 HIF-1 转录活性的增加，但如果有条件，建议进一步检测 HIF-1 靶基因的转录水平，如葡萄糖转运蛋白-1（GLUT-1）。

　　4. 不同细胞对不同氧浓度、不同低氧处理时间的反应不同，为了成功复制细胞低氧模型，建议设置不同的氧浓度、不同的低氧处理时间，观察细胞 HIF-1α 蛋白表达的变化，确定低氧模型的复制条件。

（谭小玲）

第二章　高原低氧对物质代谢的影响

实验一　高原低氧状态下葡萄糖与脂肪酸代谢的变化特点

【实验目的】

1. 观察低压性低氧后骨骼肌葡萄糖代谢率的变化特点。

2. 观察低压性低氧后骨骼肌脂肪酸代谢率的变化特点。

【实验原理】

机体在高原低压性低氧环境下，由于组织供氧不足，组织利用葡萄糖可以进行无氧代谢供能，还可在消耗较少氧的情况下进行有氧代谢，因此利用葡萄糖可以节约用氧。但是随着低压性低氧时间延长，机体通过一系列代偿应答，增强组织供氧，此时，组织将切换至利用脂肪酸进行代谢供能。因为脂肪酸在供氧充足情况下，产生 ATP 的效率高于葡萄糖。因此，低压性低氧暴露后机体物质代谢途径发生调整，以习服于低氧环境。

【实验对象】

$180 \sim 220g$ SD 大鼠，雄性。

【试剂器械】

1. 试剂与药品　D-[U-^{14}C] 葡萄糖（248mCi/mmol，1mCi=3.7×10^{6}Bq）；[U-^{14}C] 软脂酸；孵育液 A [2% 牛血清白蛋白及克-亨氏溶液（即 Krebs-Hensleit 溶液，pH 7.4，每 1000ml 含 NaCl 6.92g、KCl 0.35g、无水 CaCl$_2$ 0.28g、MgSO$_4$ 0.29g、KH$_2$PO$_4$ 0.16g、NaHCO$_3$ 2.1g 和葡萄糖 2.1g）]；孵育液 B（2% 牛血清白蛋白及 0.05U/ml 胰岛素）；2-苯乙胺（2-phenylethylamine）；2mol/L H$_2$SO$_4$；闪烁液 [0.4g 2,5-二苯基噁唑（ppo）＋ 20mg 1,4-双（5-苯基-2-噁唑）（popop）/100ml 二甲苯]；生理盐水等。

2. 设备与器械　多功能液体闪烁计数器、低压舱、代谢瓶、封口膜、滤纸等。

【观察指标】

1. 低压性低氧后骨骼肌葡萄糖代谢率。

2. 低压性低氧后骨骼肌脂肪酸代谢率及摄取率。

【实验步骤】

1. 动物分组　将大鼠随机分为平原对照组及高原低氧组。将高原低氧组置于低压舱内饲养 24h，模拟海拔 5000m，平原对照组置于低压舱外饲养 24h。

2. 缺氧与骨骼肌薄片制备　大鼠饲养到规定时间后，将平原对照组在平原股动脉放血处死，高原低氧组在模拟海拔 5000m 低压舱内股动脉放血处死。解剖分离大鼠两侧腓肠肌组织，在相同部位分别取 3 块各约 150mg 腓肠肌组织薄片。

3. 葡萄糖代谢率测定　①将腓肠肌组织薄片置于装有 1.0ml 孵育液 A 或孵育液 B 的代谢瓶 37℃ 预孵育 10min（振摇频率为 60 ～ 90 次/min）；②用 100% O$_2$ 冲洗 2 ～ 3min；

③加入 0.2μl D-[U-^{14}C] 葡萄糖；④代谢瓶用封口膜封紧（连盖子），中央留一张滤纸（用 200ml 2-苯乙胺打湿，作为孵育过程中生成的 CO_2 的吸收剂），孵育 2h（37℃，振摇频率为 60 ～ 90 次/min）；⑤孵育 2h 后，注入 0.3ml 2mol/L H_2SO_4 释放肌细胞生成的 $^{14}CO_2$；⑥继续孵育 30min 以确保 CO_2 完全被收集；⑦将吸收 $^{14}CO_2$ 的滤纸迅速转移到 20ml 的闪烁瓶中，加入 10ml 闪烁液，用多功能液体闪烁计数器测定其放射性；⑧以 D-[U-^{14}C] 葡萄糖转化成的 $^{14}CO_2$ 放射量来表示葡萄糖代谢率，定义为单位湿重腓肠肌组织温育 2h 后的放射比（cpm，即每毫克组织内释放出 $^{14}CO_2$ 的放射量）。

4. 脂肪酸代谢率和摄取率测定

（1）腓肠肌组织脂肪酸代谢率测定：装有 1.0ml 孵育液 A 的代谢瓶中加入腓肠肌组织薄片，37℃预孵育 10min（振摇频率为 60 ～ 90 次/min），用 100% O_2 冲洗 2 ～ 3min，加入 0.5μl [U-^{14}C] 软脂酸，其余操作同葡萄糖代谢率测定。以 [U-^{14}C] 软脂酸转化成的 $^{14}CO_2$ 放射量来代表脂肪酸代谢率，定义为单位湿重腓肠肌组织温育 2h 后的 cpm。

（2）腓肠肌组织脂肪酸摄取率测定：组织薄片从孵育介质中取出后，用生理盐水清洗 3 次，收集清洗液与孵育液混合并测定混合液的 cpm，与未加组织薄片孵育液的 cpm 之差值即为腓肠肌组织对 [U-^{14}C] 软脂酸的脂肪酸摄取率。

【结果记录】

将实验数据记录于表 2-1 中。

表 2-1　低压性低氧对物质代谢的影响

	平原对照组	高原低氧组
葡萄糖代谢率		
脂肪酸代谢率		
脂肪酸摄取率		

【结果分析】

在高原习服过程中机体优先利用碳水化合物，因为产生相同数量的 ATP 时脂肪消耗的氧气要比碳水化合物高。高原习服过程中碳水化合物利用增加而脂肪利用降低的现象主要归因于平原和高原运动强度的不同。但是，高原习服过程中骨骼肌储备有限，ATP 的合成比利用碳水化合物节省氧气更重要。高原习服过程中有关骨骼肌对脂肪氧化利用观点的差异与性别、运动强度、习服的高度和持续时间有关。急性高原低氧暴露骨骼肌组织脂肪酸代谢率和摄取率与平原无显著差异。急性高原低氧暴露后骨骼肌糖酵解能力应激性增强，这是急性高原低氧暴露时 ATP 维持稳定的主要机制之一。

高原低氧暴露较长时间后，由于骨骼肌组织供氧的改善，骨骼肌组织有氧代谢能力较急性高原低氧暴露时显著加强，而糖酵解能力逐渐下降；骨骼肌组织脂肪酸代谢率、脂肪酸摄取率较平原和急性低氧暴露时显著升高，提示慢性高原低氧暴露后骨骼肌对脂肪酸代谢利用能力较急性低氧暴露时显著加强。

总之，高原习服过程中，机体有氧代谢能力提高，骨骼肌组织对代谢底物发生了调整，对脂肪利用增强，但对碳水化合物依赖性降低，这可能是高原习服过程中骨骼肌组织 ATP 水平维持恒定的重要机制之一。而节省下来的碳水化合物主要以肌糖原形式储存，以备应激状态如运动时使用。

【注意事项】

1. 此实验操作为同位素操作，应小心谨慎，以防污染。

2. 制作腓肠肌组织薄片时尽量保持肌束，不可剪断其两端。

（李晓栩　周晓英）

实验二　低氧对线粒体功能的影响

【实验目的】

1. 复制细胞低氧模型。

2. 通过比较常氧和低氧条件下培养细胞线粒体功能的变化情况，认识低氧对线粒体呼吸功能的影响。

【实验原理】

线粒体（mitochondrion）是细胞中制造能量的结构，是细胞进行有氧呼吸的主要场所，而线粒体的功能研究对于了解细胞的能量代谢尤为重要。本实验通过特殊的细胞培养板，利用无创的专利光学传感器同步实时探测氧消耗率（oxygen consumption rate，OCR）和 pH 变化，从而快速了解细胞内两大能量转换途径（线粒体的有氧代谢和糖酵解）的能量代谢状态。在使用细胞外流量检测仪的检测过程中，研究人员可以通过预设程序控制在特定时间向待测细胞的培养基中添加多达 4 种药物，以便研究不同药物对细胞新陈代谢的影响，理解细胞的生物能量变化，快速解析细胞或组织的基础代谢率、ATP 转换、细胞膜的完整性、极限呼吸率、线粒体功能、产生氧自由基及过氧化物等有关情况。

通过比较对照组和低氧组细胞线粒体 OCR（基础呼吸、最大呼吸、储备呼吸）和细胞外酸化率（ECAR）的变化，了解低氧对细胞线粒体功能的影响。

【实验材料】

培养的大鼠心肌细胞或分离的线粒体。

【试剂器械】

1.试剂与药品　线粒体压力测试试剂盒、10% 胎牛血清、细胞培养基、校准液、检测液、胰蛋白酶等。

2.设备与器械　移液器（10μl、100μl、1ml），电动吸液器，细胞外流量检测仪，恒温培养箱，超净工作台，细胞培养箱，低氧培养箱，细胞培养板，细胞测试板等。

【观察指标】

1. 氧消耗率。

2. 细胞外酸化率。

【实验步骤】

1. 细胞接种　取处于对数生长期的大鼠心肌细胞,常规胰蛋白酶消化细胞后,加入含有 10% 胎牛血清的细胞培养基终止消化,制备细胞悬液,调整细胞浓度后,在细胞培养板中加入 100μl 细胞悬液(细胞数量需要进行预实验摸索或参考相应的文献),需要接种两块细胞培养板,一块设为对照组,另一块设为低氧组,用于接种的细胞培养板与常规细胞培养板类似,均为 96 孔板。细胞接种完后,放入细胞培养箱中培养过夜。

2. 细胞低氧处理　将低氧组的细胞培养板放入低氧培养箱中培养 24h(参见第一章实验三),对照组的细胞培养板则放在常氧培养箱中继续培养 24h。

3. 测试板水化　实验前一天水化细胞测试板加药孔(图 2-1),每孔加入 200μl 校准液,放入 37℃ 恒温培养箱中水化过夜,以激活荧光探针。

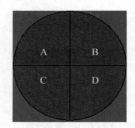

图 2-1　细胞测试板加药孔
A、B、C、D 为四个加药孔

4. 准备检测液　实验前调节细胞培养基中的检测液 pH 至 7.4,并放于 37℃ 恒温培养箱中预热。

5. 细胞换液　移除细胞培养板中的培养液,用检测液清洗一遍,去除检测液再加入 175μl 新鲜检测液,37℃ 孵育 20min。

6. 药物稀释　根据检测需要,选择线粒体压力测试试剂盒,按照实验要求稀释药物,药物浓度可以参考文献或预实验摸索,在进行药物浓度摸索时,需要进行分组。

7. 仪器设置　打开细胞外流量检测仪和软件,加载检测模板或使用新的模板,设置仪器的检测次数和每次的检测时间等。

8. 测试板校正　点击"Start"按钮后,将细胞测试板放入细胞外流量检测仪,开始校正细胞测试板,总时间需 10 ~ 15min。

9. 正式实验　校正完毕,放入细胞培养板后,观察对照组与低氧组细胞线粒体的基础呼吸、最大呼吸、储备呼吸和基础 ECAR。

【结果记录】

将实验数据记录于表 2-2 中。

表 2-2　慢性低氧对大鼠线粒体呼吸功能的影响

观察指标	对照组	低氧组
基础呼吸(pmol/min)		
最大呼吸(pmol/min)		
储备呼吸(pmol/min)		
基础 ECAR(mpH/min)		

【结果分析】

线粒体的主要功能是通过氧化磷酸化作用合成 ATP，为细胞的活动提供能量，同时也是细胞内耗氧、产能的主要场所。线粒体呼吸状态可通过 OCR 来进行检测。通过检测细胞内 OCR 可反映线粒体利用氧气状态，也可反映线粒体功能是否完好。低氧处理 24h 后，心肌细胞线粒体的基础呼吸、最大呼吸、储备呼吸显著降低，基础 ECAR 显著升高。

【注意事项】

1. 为保证结果的准确性及稳定性，建议每组设置 3～4 个复孔；由于将细胞培养板放入细胞培养箱中培养，周围一圈的细胞容易产生边缘效应，为防止边缘效应，建议第 1 列和第 12 列作为空白组。

2. 细胞需提前加入细胞培养板中培养过夜，如需额外加入药物，需要提前种植细胞。

3. 细胞测试板上带有荧光探针，荧光探针如果失效会严重影响实验结果，因此请务必在有效期内使用。另外，细胞线粒体压力测试试剂盒内未使用完的药物可置于 –20℃ 保存半年。

4. 在细胞测试板和细胞培养板放入细胞外流量检测仪前，务必先取下细胞测试板和细胞培养板的盖子，否则将影响仪器的正常运行。

（李晓栩）

第三章　高原低氧对呼吸系统的影响

实验一　慢性低氧时肺动脉压及心肌肥大程度的变化

【实验目的】

1. 观察大鼠慢性低氧暴露后平均肺动脉压、右心室收缩压及右心室肥大程度的变化。
2. 复制大鼠低氧性肺动脉高压模型。

【实验原理】

肺循环具有容量大、阻力低、流程短等特点。具体来说：①容量大——肺是全身血流量最多的器官，心排血量的全部血液都必须流经肺，因此肺循环所容纳的血流量要比心和脑等器官的血流量大好几倍；②阻力低——肺循环的阻力仅为体循环的1/12，肺动脉压也只有体循环压的1/4左右，并且比较平稳；③流程短——两肺分别位于心脏两侧，而肺循环位于左、右心之间。由于以上特点使肺动脉压比较平稳，一般不升高。但在高原低氧暴露下，低氧刺激可引起交感神经兴奋和血管活性物质分泌增多，导致肺血管持续收缩，肺动脉压增高。

【实验对象】

180～220g SD大鼠，雄性。

【试剂器械】

1. **试剂与药品**　15%氨基甲酸乙酯溶液、生理盐水、0.5%肝素生理盐水等。
2. **设备与器械**　常规手术器械，注射器（1ml、5ml）及针头，滤纸，电子秤，低压舱，静脉导管，多导生理记录仪，压力换能器等。

【观察指标】

平均肺动脉压、右心室收缩压及右心室肥大程度 [RV/（IV+IS）及 RV/BW]。

【实验步骤】

1. **动物分组**　将大鼠随机分为平原对照组和高原低氧组。
2. **低氧处理**　将高原低氧组置于模拟海拔4500m的低压舱内连续饲养28d，平原对照组置于舱外饲养。
3. **平均肺动脉压及右心室收缩压测定**　两组大鼠均用15%氨基甲酸乙酯溶液（1ml/100g）腹腔注射麻醉后，手术分离大鼠右侧颈外静脉并行静脉插管，连接多导生理记录仪测定其右心室收缩压和平均肺动脉压。静脉插管方法如下：待大鼠麻醉后，将其固定在手术台上，剪去其颈部被毛后，用手术剪剪开颈部正中的皮肤，分离右侧皮下组织，即可看到右侧颈外静脉。用眼科镊轻巧地分离出长度约为1cm的静脉血管，分别在远心端和近心端穿两根手术线备用。插管前将静脉导管和压力换能器内充满0.5%肝素生理盐水，排走气泡，将多导生理记录仪显示的压力量程调节到 0 ～ 50mmHg。然后术者先结扎大鼠颈外静脉远心端，轻轻提起其近心端手术线，在远心端结扎处的静脉壁上用手术剪以 45° 剪口，将特制的静脉导管插入颈外静脉，近心端用手术线结扎血管及静脉导管，但是不要太紧，使静脉导管可以继续插入，在多导生理记录仪上观察其静脉压的波形。术者继续缓慢地将静脉导管送入，就可以到达大鼠右心房，看到右心房压的波形，压力波动 0 ～ 5mmHg。继续插管到大鼠右心室，出现右心室压波形，压力波动 0 ～ 25mmHg。再继续插管，就可以进入大鼠肺动脉，出现肺动脉压波形，收缩压高度与右心室压高度相同，舒张压高度在 10 ～ 15mmHg。

4. 右心室肥大程度测定　两组大鼠的平均肺动脉压及右心室收缩压测定结束后，立即剪开大鼠胸腔，取出心脏，剪去心房组织，沿心室间隔边缘剪下右心室、左心室和室间隔，室间隔归为左心室部分，分别称量 RV 和 LV + IS 的重量，以 RV/（LV + IS）和 RV/BW 来反映右心室肥大程度。

【结果记录】

将实验数据记录于表 3-1 中。

表 3-1　大鼠平均肺动脉压、右心室收缩压及右心室肥大程度的变化

组别	平均肺动脉压（mmHg）	右心室收缩压（mmHg）	右心室肥大程度	
			RV/(LV + IS)	RV/BW
平原对照组				
高原低氧组				

【结果分析】

1. 实验结果显示，高原低氧组大鼠的平均肺动脉压、右心室收缩压均较平原对照组大鼠显著升高。高原低氧组大鼠 RV/（LV+IS）和 RV/BW 的值显著增加。

2. RV/（LV+IS）和 RV/BW 是评价右心室肥大程度的重要指标。平均肺动脉压增高导致右心室射血阻力增大。长期低氧暴露后，肺血管重构，导致平均肺动脉压稳定升高，最终导致右心室肥大。

【注意事项】

1. 经大鼠右侧颈外静脉插管至右心室和肺动脉是本实验成功的关键，常因插管刺破颈外静脉血管壁，而导致无法继续插管，或因从右心室到肺动脉过程中，导管楔形口方向变化，导致无法进入肺动脉或管口抵住血管壁或右心室壁，而无法监测到正常波形，需要不断调整导管位置。

2. 经常清洁低压舱，保持舱内整洁，并随时观察动物情况。

3. 每两天进入低压舱中为动物添加食物、水并打扫卫生。

（谭小玲）

实验二　家兔低氧通气反应及其调节

【实验目的】

1. 掌握描记呼吸运动的方法。

2. 观察低氧对呼吸运动的影响，理解低氧通气反应。

【实验原理】

呼吸运动是呼吸中枢节律性活动的反映。呼吸中枢的活动受内、外环境各种刺激的影响，可直接作用于呼吸中枢或通过不同的感受器反射性地影响呼吸运动。低氧通气反应指肺泡与动脉血氧分压逐渐减低时的通气变化。低氧暴露时肺通气量（pulmonary ventilation volume）与 PaO_2 不呈负相关，而与 SaO_2 呈负相关。当 $PaO_2 < 60mmHg$ 时，才出现显著的通气反应，肺通气量增加。SaO_2 每下降 1%，肺通气量则增加 1L，且该反应随年龄的增加而下降。长期生活在低氧环境下（世居高原人群），通气量增加反应可明显减弱。气道闭合压的测定则可较准确地反映中枢呼吸驱动力，而中枢呼吸驱动力的变化是造成机体发生低氧适应性的主要因素。高原持续地维持肺泡通气增强是人体适应高原低氧的重要代偿机制。然而世居高原人群常发生低氧通气反应和肺通气功能降低，后者往往与急、慢性高山病的发生有关。本实验通过描记低氧对家兔呼吸运动影响，监测 SaO_2 的变化，分析家兔低氧通气反应。

【实验对象】

3 ~ 5kg 家兔，雄性。

【试剂器械】

1. 试剂与药品　20% 氨基甲酸乙酯溶液、生理盐水等。

2. 设备与器械　生物信号处理系统、张力换能器、刺激电极、兔台、常规手术器械、Y 形气管导管、橡皮管（50cm）、注射器（20ml）、CO_2 球胆、碱石灰瓶、钢瓶（充有低氧混合气体）、纱布、棉线等。

【观察指标】

潮气量、补吸气量、补呼气量和肺活量。

【实验步骤】

1. 麻醉、固定动物，进行气管插管　取家兔 1 只，称重，用 20% 氨基甲酸乙酯溶液（5ml/kg）经其耳缘静脉注射麻醉后，仰卧位固定于兔台上，剪去其颈部被毛，沿颈部正中做 3 ~ 4cm 切口，使用 Y 形气管导管进行气管插管。分离其颈部两侧的迷走神经，穿线备用。

2. 仪器连接　将张力换能器与生物信号处理系统的 CH1 通道相连，刺激电极与刺激插孔相连。

3. 呼吸运动曲线的描记　切开家兔胸骨下端剑突部位的皮肤，沿腹白线剪开约 2cm 小口，打开腹腔。暴露出家兔剑突内侧面附着的两块膈肌，仔细分离剑突与膈肌之间的组织，并剪断剑突软骨柄（注意止血），使剑突完全游离。此时可观察到家兔剑突软骨完全跟随膈肌收缩而上下自由运动。用一弯钩钩住剑突软骨，弯钩另一端与张力换能器相连。由张力换能器将信息输入生物信号处理系统，以描记呼吸运动曲线。或将张力换能器安放在 Y 形气管导管的侧管上，以记录呼吸运动曲线。

4. 观察项目

（1）启动"开始"按钮，描记一段正常呼吸运动曲线，观察正常呼吸运动与曲线的关系，并区分心搏波、呼吸波和梅耶氏波（图 3-1）。

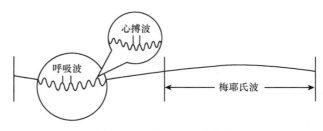

图 3-1　正常呼吸运动曲线

（2）气道狭窄：夹闭 Y 形气管导管的 1/2 ～ 2/3，持续 10 ～ 20s，观察家兔呼吸运动的变化情况。

（3）增加吸入气中 CO_2 浓度：将充满 CO_2 的球胆开口对准 Y 形气管导管的一侧，松开球胆夹子，缓慢增加吸入气中 CO_2 浓度，待呼吸变化明显时夹闭 CO_2 球胆，观察家兔呼吸运动的变化情况。

（4）低氧：夹闭一侧 Y 形气管导管，呼吸平稳后，另一侧套管通过一只碱石灰瓶与充有低氧混合气体的钢瓶相连，使家兔吸入低氧混合气体。经过一段时间后，观察家兔呼吸运动的变化。待家兔呼吸变化明显后，恢复正常呼吸。

（5）增大无效腔：夹闭一侧 Y 形气管导管，家兔呼吸平稳后，另一侧套管接一段约 50cm 长的橡皮管，家兔通过此橡皮管呼吸，观察家兔呼吸运动的变化，观察到明显的呼吸运动变化后，去掉橡皮管恢复其正常呼吸。

（6）牵张反射：将提前装有空气（约 20ml）的注射器（或用洗耳球）经橡皮管与气管套管的一侧相连，在吸气相之末堵塞另一侧管，同时立即向肺内打气，可见呼吸运动暂时停止在呼气状态。当呼吸运动出现后，开放堵塞口，待呼吸运动平稳后再于呼气相之末，堵塞另一侧管，同时立即抽取肺内气体，可见呼吸暂时停止于吸气状态，分析变化产生的机制。

（7）观察迷走神经对呼吸运动的作用：先剪断一侧迷走神经，观察呼吸运动有何变化。再剪断另一侧迷走神经，观察呼吸运动又有何变化。

【结果记录】

记录呼吸曲线，比较各种处理前后，呼吸幅度、频率的变化。对全部实验结果加以统计，以 $\bar{x}\pm s$ 表示，并用直方图表示。

【结果分析】

实验结果显示，增加吸入气中 CO_2 浓度、低氧刺激和气道狭窄均使家兔呼吸运动加深、加快；增大无效腔时，表现为兴奋呼吸，呼吸加深、加快；剪断迷走神经后，呼吸表现为加深、变慢。

CO$_2$ 是调节呼吸运动最主要的因素。当外周血液中 CO$_2$ 浓度适当增加时，呼吸表现为加深、加快。CO$_2$ 是脂溶性小分子，能迅速透过血脑屏障进入到脑脊液，与其中的水分子迅速结合成碳酸，碳酸又迅速解离出 H$^+$，从而以 H$^+$ 的形式刺激呼吸中枢化学感受器（分布在延髓呼吸中枢附近），兴奋呼吸。另外，一部分 CO$_2$ 也能直接刺激外周化学感受器（分布在颈总动脉分叉处和主动脉弓区域），兴奋呼吸。低氧对呼吸运动的刺激作用主要是通过外周化学感受器实现的。轻度低氧暴露时，对外周化学感受器的兴奋作用强于对呼吸中枢的直接抑制作用，故表现为呼吸兴奋。但在严重低氧暴露时，如果外周化学感受器的反射效应不足以克服低氧对呼吸中枢的直接抑制作用，将导致呼吸运动减弱。无效腔包括解剖无效腔与肺泡无效腔。由于无效腔的存在，每次吸入气体并不能全部通过肺泡-血液交换弥散到血液中。当无效腔增大时，肺泡通气量减少，气体交换率下降，导致血液中氧分压降低以及二氧化碳分压升高，从而兴奋呼吸。迷走神经是肺牵张反射的传入神经，该反射的主要生理作用就是配合脑桥呼吸调整中枢，及时切断吸气，防止吸气过长、过深，从而调整呼吸运动的深度和频率。当迷走神经被破坏时，该反射作用即消失，表现为呼吸加深、变慢。

【注意事项】

1. Y 形气管导管内壁必须清理干净后才能进行插管。

2. 气流不宜过急，以免直接影响呼吸运动，干扰实验结果。

3. 当增大无效腔出现明显变化后，应立即打开橡皮管的夹子，以恢复家兔正常通气。

4. 每一项操作前后均应有正常呼吸运动曲线作为比较。

（谭小玲）

实验三　高原低氧对人体肺通气功能的影响

【实验目的】

1. 建立肺通气功能的测定方法。

2. 检测高原低氧条件下肺通气功能的变化，认识低氧肺通气反应。

【实验原理】

肺的主要功能是进行气体交换以维持正常的新陈代谢，为此肺必须不断地与外界大气进行通气。机体吸入低氧气体或者血氧饱和度明显下降时，肺会通过增大呼吸幅度、提高呼吸频率来提高肺的通气量。故肺通气功能的测定不仅是评定肺功能的标准之一，也是人体进入低氧环境评估肺代偿能力的重要方法。肺的通气功能可以通过测定潮气量、补吸气量、补呼气量和肺活量等来反映。本实验的目的是通过比较进入低氧环境前后，机体肺通气功能的变化，了解低氧对人体肺通气功能的影响。通过比较不同个体在低氧条件下的血氧饱和度变化，分析低氧通气反应的代偿意义。

【实验对象】

受试者。

【试剂器械】

1. 试剂与药品　75% 乙醇溶液，蒸馏水。

2. 设备与器械　低压舱、改式肺量计、血压计、无创血氧测定仪、橡皮吹嘴、鼻夹等。

【观察指标】

潮气量、补吸气量、补呼气量、肺活量、最大通气量。

【实验步骤】

1. 受试者基本信息的收集　包括年龄、性别、身高、体重和籍贯等，同时采集其基础生理数据，包括心率、血压、呼吸幅度、呼吸频率和血氧饱和度。

2. 改式肺量计的构造和使用方法　改式肺量计的主体部分由两个对口套装的圆筒组成。外筒口向上，中央有三条管道，一条管道为充气管，下口经一活门与外界相通；另外两条管道下口分别与呼、吸气导管相通。在吸气管道的上口有一壁上有很多小洞的碱石灰筒，用以吸收 CO_2，呼气管道的下端有一鼓风（气）机，用以推动气流。内筒亦称浮筒，呈钟罩样套在外筒之内，其顶部中央有链索经支柱上的滑轮与描记笔相连。当外筒内装适量水后，向筒内充气，浮筒上浮，从筒内向外抽气时，浮筒即下降。浮筒内气体容量的增减值可根据描记笔记下的曲线上计算。

3. 潮气量、补吸气量、补呼气量、肺活量的测定

（1）先将改式肺量计外筒内充水至其总容量的 80% 左右，套上浮筒。打开充气管活门，调整浮筒高度和描记笔与鼓面的相对位置，使筒内充盈空气 4 ～ 5L，此时描记笔在鼓面的中间位置。然后将充气管活门关闭。

（2）打开呼吸管道的三路开关。受试者衔用 75% 乙醇溶液消毒过的橡皮吹嘴，闭眼静坐，作平静呼吸。

（3）受试者夹好鼻夹（或捏鼻），用口经三路开关呼吸外界空气，待受试者习惯用口呼吸后，关闭三路开关，并开动慢鼓，这时随着受试者呼气和吸气，浮筒便上下移动，同时在记纹鼓上画出受试者呼吸曲线，即潮气量曲线。在进行 3 ～ 4 次平静呼吸后，让受试者在一次平静吸气末继续做一次最大限度的吸气，接着呼气至平静呼吸状态，这样便描记出补吸气曲线。在进行 3 ～ 4 次平静呼吸之后，让受试者在一次平静呼气末继续做一次最大限度的呼气，接着吸气至平静呼吸状态，这样描记出补呼气曲线。在受试者又进行 3 ～ 4 次平静呼吸之后，让其竭力作一次深吸气，接着再尽力深呼气，即可描出一个完整的肺活量曲线。最后根据各曲线所占记录纸的格数（粗线间的每大格 =1L）算出潮气量、补吸气量、补呼气量和肺活量。

4. 时间肺活量

（1）改式肺量计内装新鲜空气 4 ～ 5L，预选好记纹鼓走速（每大格 1s）。

（2）受试者口衔吹嘴，夹鼻，用口呼吸数次后，先让其作最大限度的吸气，在吸气末屏气 1 ～ 2s，开动快鼓，接着以最快的速度深呼气，直到不能再呼为止。一般呼气时间不少于 3s。然后从记录曲线上读出第 1s、第 2s、第 3s 内呼出的气量并计算出它们占全部呼出气量的百分率。

5. 最大通气量　仪器装置和方法同上，开动慢鼓。受试者在 15s 内尽力作最深、最快的呼吸。根据曲线的高度计算出 15s 内的呼出气和吸入气的总量，×4 即为每分钟最大通气量。

6. 低氧环境下肺通气功能检测　受试者在记录正常生理数据和肺通气功能数据后，进入低压舱，模拟海拔 4500m。受试者在舱内适应 30min 后，按上述方法，测定其在低氧环境下的生理数据和肺通气功能数据，并记录。

【结果记录】

1. 记录低氧环境暴露前后呼吸幅度和呼吸频率。
2. 记录低氧环境暴露前后潮气量、补吸气量、补呼气量和肺活量。
3. 记录低氧环境暴露前后时间肺活量、最大通气量。

【结果分析】

试验结果显示，低氧影响人体肺通气功能。与低氧暴露前相比，低氧暴露后，呼吸幅度和呼吸频率均增加，并且潮气量增加，肺活量增加，补吸气量下降，补呼气量下降，时间肺活量和最大肺活量均增加。

轻度低氧暴露对呼吸的影响并不明显。当 PaO_2 低于 60mmHg 时，可刺激颈总动脉分叉处和主动脉弓的外周化学感受器，反射性地引起呼吸加深、加快，而致肺通气量增加。因此，肺通气量增加是急性低氧最早期的代偿反应，这些有利于提高肺泡氧分压（P_AO_2）和 PaO_2，是代偿适应性反应。但是低氧早期由于上述反射性肺通气增加引起的低碳酸血症和呼吸性碱中毒又反过来抑制呼吸中枢而限制其肺通气，脑脊液的酸碱度通常需要 8～12 小时才能恢复到正常水平。当 PaO_2 低于 30mmHg 时，低氧对呼吸中枢有直接抑制作用，急性低氧比慢性低氧更易发生这种直接抑制作用，另外长期严重低氧也可使机体外周化学感受器的敏感性降低而使肺通气反应减弱，表现为肺通气量和呼吸频率均明显降低，最终呼吸停止。

低氧引起的肺通气功能的变化存在一定的个体差异。

【注意事项】

1. 试验前对每一位受试者进行肺通气功能测试训练，保证获得真实可信的测量值。
2. 为受试者讲述进低压舱的注意事项，并注意观察受试者主观和身体感知变化，做好意外预防。

（谭小玲）

实验四　急性低氧对大鼠肺组织结构的影响

【实验目的】

观察急性低氧大鼠肺组织结构的变化。

【实验原理】

将大鼠急性暴露于低压性低氧环境下，可使肺组织血管收缩，肺血流量增大，肺血管内皮细胞损伤，通透性增大，易引起肺间质水肿，导致肺组织结构的变化。另外肺间质含水量增加，使得呼吸膜厚度增加，肺组织弥散功能降低，从而导致肺呼吸功能下降。通过苏木精-伊红（HE）染色观察肺组织结构、肺含水量检测以及伊文思蓝或荧光素钠透过率检测，可以反映急性低氧引起的肺组织结构变化的特征。

【实验对象】

180 ～ 220g SD 大鼠，雄性。

【试剂器械】

1. 试剂与药品　15% 氨基甲酸乙酯溶液、生理盐水、液氮、硝酸蓝、PBS、0.5% 伊文思蓝/1% 荧光素钠溶液、硼酸缓冲溶液、4% 多聚甲醛溶液等。

2. 设备与器械　常规手术器械，注射器（1ml、5ml）及针头，电子秤，透射电镜，切片机，滤纸，烤箱，多导生理记录仪，荧光分光光度计，低压舱等。

【观察指标】

1. 解剖后观察大鼠肺组织表面颜色，有无水肿、出血，有无渗出。

2. 大鼠肺湿重、干重，肺含水量，伊文思蓝或荧光素钠透过率。

3. 大鼠肺组织固定、HE 染色，并观察形态。

【实验步骤】

1. 动物分组　将大鼠随机分为平原对照组与高原低氧组。

2. 缺氧组模型复制　将高原低氧组置于模拟海拔 8000m 的低压舱内饲养 7d。平原对照组置于舱外饲养。低氧 7d 后，所有实验大鼠腹腔注射 15% 氨基甲酸乙酯溶液（1ml/100g）麻醉：①处死大鼠并解剖取全肺标本，观察肺组织颜色、表面是否光滑、边缘是否整齐，有无出血或渗血，并测定肺含水量；②采用伊文思蓝或荧光素钠透过率测定肺血管通透性。

（1）肺含水量检测：取两组大鼠肺组织 200mg，用滤纸吸去表面的水分，称肺湿重，将肺组织置于 70℃烤箱中烘烤 24 ～ 48h，其间称其肺干重，至重量恒定后，计算肺含水量[肺含水量 =（肺湿重 – 肺干重）/肺湿重 ×100%]。

（2）肺血管通透性测定：两组大鼠均采用伊文思蓝或荧光素钠在体原位灌注的办法测定肺血管通透性。即实验结束前 1h 经大鼠尾静脉注入 0.5% 伊文思蓝（2ml/kg）或 1% 荧光素钠溶液（6mg）：①一部分大鼠 30min 后经左心室灌注 4℃ PBS 250ml，断头取全肺，然后迅速投入液氮内 5min，在冷冻条件下用锋利刀片将肺切成 3mm 厚的组织片，取约 500mg，称重后放入 0.5mmol/L 硼酸缓冲溶液（pH=5.0）中匀浆，匀浆后 4℃下 300r/min 离心 15min，取上清液在分光光度计上测定伊文思蓝含量。或用荧光分光光度计测定荧光强度，以相对荧光强度单位表示每毫克肺组织中荧光素钠的含量。相对荧光强度单位（rfu）= 5× 荧光强度/肺组织湿重（mg）。②部分大鼠在实验结束时经左心室灌注等量 4% 多聚甲醛溶液，然后取肺组织标本经硝酸蓝固定处理后，透射电镜观察两组血管内皮细胞周围蓝颗粒数量，评价肺血管通透性。

【结果记录】

1. 肺组织大体观察（表观颜色、有无水肿、有无出血、有无渗出）。

2. 肺湿重、肺干重、肺含水量。

3. 伊文思蓝或荧光素钠透过率。

将以上结果记录于表 3-2 中。

表 3-2 大鼠肺组织结构观察实验结果记录

组别	肺组织大体观察	肺湿重	肺干重	肺含水量	伊文思蓝或荧光素钠透过率
平原对照组					
高原低氧组					

【结果分析】

实验结果显示高原低氧组大鼠全肺组织外观湿润，不光滑，局部有点状出血，肺组织边缘局部出现锯齿状。与平原对照组大鼠肺组织相比，高原低氧组大鼠的肺湿重及肺含水量增加。经伊文思蓝 / 荧光素钠染色后，与平原对照组大鼠肺组织相比，高原低氧组大鼠肺组织中伊文思蓝/荧光素钠含量增加，相应的组织切片中伊文思蓝/荧光素钠染色明显。

急性严重低氧暴露引起肺含水量增加的机制包括肺血管收缩引起肺毛细血管压力增大、肺血管通透增加以及肺泡水排出障碍等。

低氧对肺含水量的影响存在个体差异，部分实验大鼠可能并没有明显的肺含水量增加。

【注意事项】

1. 取肺时一定要完整无损，避免挤压，影响重量。

2. 肺组织烘烤时要烘烤至恒重，否则影响肺含水量计算。

（谭小玲）

实验五　慢性低氧对大鼠肺组织结构的影响

【实验目的】

观察慢性低氧大鼠肺组织结构重塑的特征性变化。

【实验原理】

将大鼠长期暴露于低压性低氧环境下，肺组织会发生一系列结构变化，以适应低氧环境。同时也会发生一些病理性改变，其中特征性的变化有：①呼吸膜面积增大，增加气体弥散的面积。②肺血管重塑，包括肺动脉血管中层增厚、肺小动脉肌化。这是机体长期应对低氧导致血管收缩的结果。③肺组织纤维化，胶原沉积，降低肺组织顺应性。

【实验对象】

180 ～ 220g SD 大鼠，雄性。

【试剂器械】

1. 试剂与药品 15% 氨基甲酸乙酯溶液、25% 蔗糖溶液、4% 多聚甲醛溶液、1% 盐酸乙醇溶液、1% 氨水、碳酸、80% 乙醇溶液、95% 乙醇溶液、无水乙醇、二甲苯溶液、中性树胶、生理盐水、苏木精溶液、伊红溶液等。

2. 设备与器械　常规手术器械，注射器（1ml、5ml）及针头，切片机，光学显微镜，图像处理与分析系统，电子秤，低压舱等。

【观察指标】

1. 肺组织固定、HE 染色后形态观察。

2. 马森（Masson）染色或对胶原等细胞外基质的免疫荧光染色。

【实验步骤】

1. 动物分组　将大鼠随机分为高原低氧组和平原对照组。

2. 低氧处理　将高原低氧组置于模拟海拔 5000m 的低压舱内连续饲养 28d，平原对照组置舱外饲养。

3. 取标本，固定　高原低氧组造模成功后，两组大鼠均腹腔注射 15% 氨基甲酸乙酯溶液（1ml/100g）麻醉，经左心室灌注生理盐水至其无血色，将预冷的 4% 多聚甲醛溶液缓慢灌注 30min 至大鼠尾部翘起，解剖取大鼠全肺标本，置于 20 倍体积的 4% 多聚甲醛溶液中，抽气后，缓慢摇动继续固定至肺组织完全沉底。

4. 肺组织脱水　将所有固定好的组织块置于 25% 蔗糖溶液，4℃处理过夜。

5. 冷冻切片 HE 染色　①切片机冷冻切片固定（10 ～ 30s）；②稍水洗（1 ～ 2s）；③于 60℃条件下苏木精溶液染色（30 ～ 60s）；④流水洗去苏木精溶液（5 ～ 10s）；⑤ 1% 盐酸乙醇溶液冲洗（1 ～ 3s）；⑥流水洗（1 ～ 2min）；⑦（用温水或 1% 氨水等）返蓝（5 ～ 10s）；⑧流水冲洗（15 ～ 30s）。⑨ 0.5% 伊红溶液染色（1 ～ 2min）；⑩蒸馏水洗（1 ～ 2min）；⑪80% 乙醇溶液浸泡（1 ～ 2min）；⑫95% 乙醇溶液浸泡（1 ～ 2min）；⑬ 无水乙醇第 1 次浸泡（1 ～ 2min）；⑭ 无水乙醇第 2 次浸泡（1 ～ 2min）；⑮ 石炭酸（加热到 60℃）-二甲苯溶液 1 ∶ 3 混合，浸泡（2 ～ 3min）；⑯ 二甲苯溶液第 1 次浸泡（2 ～ 3min）；⑰ 二甲苯溶液第 2 次浸泡（2 ～ 3min）；⑱ 中性树胶封固。

6. 肺血管结构观察

（1）三型肺小血管百分比的测定：根据血管壁是否完全肌化，肺小血管可以分为肌型血管、部分肌型血管（血管壁部分肌化的动脉）和非肌型血管三类。在光学显微镜下，观察并计数整个切片中肺小血管中上述三类血管的数量，分别计算它们占肺小血管总数的百分比。肌型血管中的肌型动脉在光镜下具有完整的内、外两层弹力层；部分肌型血管中的部分肌型动脉在光镜下具有完整的外弹力层，但内弹力层不完整；非肌型血管在光镜下仅有一层弹力层。

（2）肺肌型动脉相对中膜厚度及面积的测定：常规 HE 染色后，应用图像处理与分析系统对整个切片中肌型动脉（内弹力层清晰、形状规则）进行分析，包括肺小肌型动脉（15μm ＜外径≤ 50μm）和肺中肌型动脉（50μm ＜外径≤ 150μm）。运用软件测量每个血管的指标，包括经过血管轴心的外弹力层之间的最长外径和最短外径、内弹力层长度、内弹力层包围的面积、外弹力层包围的面积。根据巴思（Barth）等的方法计算不同切面角度及处于不同舒缩状态的血管之相对中膜厚度（RMT）及相对中膜面积（RMA）。每只大鼠测量 5 ～ 10 个肺肌型动脉，分别测算肺中肌型动脉和肺小肌型动脉 RMT 及 RMA，并求其均值。

7. 肺组织纤维化观察 通过 Masson 染色或对胶原等细胞外基质进行免疫荧光染色，观察其纤维化情况。

【结果记录】

1. 肺组织结构观察 HE 染色肺血管中肌型血管、部分肌型血管（尤其是肌型动脉、部分肌型动脉）及非肌型血管数目及情况。

2. 肺组织纤维化观察 Masson 染色观察肺组织纤维化情况。

将结果记录于表 3-3 中。

表 3-3 慢性低氧大鼠肺组织结构观察实验结果记录

组别	肺组织结构观察	肺组织纤维化观察
平原对照组		
高原低氧组		

【结果分析】

慢性低氧导致大鼠肺组织结构发生显著变化。首先，与平原对照组大鼠相比，高原低氧组大鼠非肌型血管的肌化程度增加，肺切片中可见肺小血管中肌型血管、部分肌型血管（肌型动脉、部分肌型动脉）增加，而非肌型血管的数目下降。其次，与平原对照组大鼠相比，高原低氧组大鼠肺中、小肌型动脉中相对中膜厚度增大。最后，Masson 染色后，高原低氧组肺切片上可见胶原被染成蓝色丝状，主要分布在肺中、小肌型动脉外膜和中膜层。与平原对照组大鼠相比，高原低氧组大鼠肺中、小肌型动脉外膜胶原分布增加，中膜可见胶原分布。

慢性低氧时肺组织结构变化的主要表现是肺血管重建，这与慢性低氧引起血管平滑肌细胞增殖增加、细胞外基质分泌增多、炎性细胞浸润等有密切关系。

【注意事项】

1. 取肺时要使其完整无损，避免挤压，影响肺组织结构观察。

2. 肺组织取材部位各组要统一。

3. 肺组织离体固定过程中，要充分抽气，避免肺组织漂浮在固定液上，影响组织内部的固定效果。

（谭小玲）

第四章　高原低氧对循环系统的影响

实验一　低氧性肺血管收缩反应

【实验目的】

1. 复制离体大鼠肺动脉血管环低氧性肺血管收缩反应模型。
2. 了解低氧性肺血管收缩反应的概念及机制。

【实验原理】

低氧性肺血管收缩（hypoxic pulmonary vasoconstriction，HPV）是指在急性低氧时，肺泡氧分压降到某一临界值，肺血管发生快速、可逆的收缩反应。HPV 是肺循环的特性，是机体一种重要的调节功能，以纠正肺泡通气/灌流的不匹配状态。HPV 的发生机制尚不完全明了。研究表明低氧引起的肺血管收缩不仅可以在在体肺、离体肺中存在，而且在离体血管条中也存在，表明低氧可直接作用于肺血管产生收缩反应。

肺血管平滑肌细胞上存在离子通道型氧感受器，细胞所处微环境氧浓度降低时，氧感受器受到刺激，引起平滑肌细胞收缩，导致肺动脉血管环收缩。本实验以离体大鼠肺动脉血管环为实验对象，观察肺动脉血管环在低氧缓冲液中的收缩反应。

【实验对象】

180 ～ 220g SD 大鼠，雄性。

【试剂器械】

1. **试剂与药品**　15% 氨基甲酸乙酯溶液、生理盐水、Krebs-Hensleit 溶液、1×10^{-5}mol/L 重酒石酸去甲肾上腺素溶液、1×10^{-5}mol/L 乙酰胆碱溶液、混合气体（95% O_2+5% CO_2）等。

2. **设备与器械**　离体组织灌流浴槽（图 4-1）、张力换能器、多导生理记录仪、血气分析仪、电子秤、恒温振荡水浴仪、常规手术器械等。

【观察指标】

大鼠离体肺动脉血管环的张力。

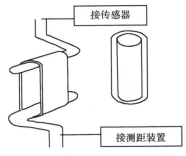
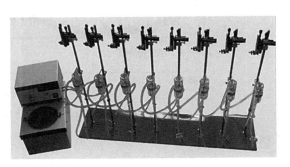

图 4-1　离体组织灌流浴槽

【实验步骤】

1. 调试设备 打开恒温振荡水浴仪,调节温度(37℃)。打开多导生理记录仪,调节至张力。张力换能器调零。

2. 肺动脉血管环的制备及血管张力的测定方法 大鼠称重并以15%氨基甲酸乙酯溶液(1ml/100g)腹腔麻醉,或以颈椎脱臼法处死大鼠。迅速开胸取出其心肺,置于4℃并通有混合气体(95% O_2 + 5% CO_2)的Krebs-Hensleit溶液中,迅速剪开右心室,剪除左、右肺叶并洗净残血。然后快速、轻柔分离肺主动脉及右侧二级肺动脉,将右侧二级肺动脉制成3mm长的肺动脉血管环。置于盛有Krebs-Hensleit溶液的离体组织灌流浴槽内,保持恒温(37℃),持续供应混合气体(95% O_2 + 5% CO_2)。肺动脉血管环一端固定,另一端连接张力换能器,记录肺动脉血管环张力的变化。

3. 平衡血管、检测血管活性 将肺动脉血管环挂到离体组织灌流浴槽,稳定15min后,调节张力换能器,使最适前负荷(0.75g)在1h内加至肺动脉血管环,再平衡1h,其间持续通入混合气体(95% O_2 + 5% CO_2)。检验达到平衡后的肺动脉血管环的血管活性:用1×10^{-5}mol/L重酒石酸去甲肾上腺素溶液预收缩肺动脉血管环后,观察1×10^{-5}mol/L乙酰胆碱溶液引起的血管内皮依赖性舒张反应,若出现90%以上的舒张反应(舒张张力占同组重酒石酸去甲肾上腺素收缩张力的百分数)视为内皮细胞完整,否则弃之不用。最后,冲洗肺动脉血管环,平衡30min。

4. 低氧 将离体组织灌流浴槽内持续供给37℃的混合气体(95% O_2 + 5% CO_2)更换为低氧混合气体(5% CO_2 + 2% O_2 + 93% N_2),为避免受空气中氧气的影响,在进行低氧实验时,用塑料薄膜封闭离体组织灌流浴槽口,动态监测记录肺动脉血管环平均张力变化。

【结果分析】

肺动脉血管环在低氧条件下,早期呈现短时的收缩,随后出现一定程度的舒张,最后出现持续的收缩反应(图4-2)。

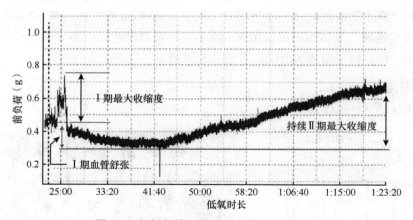

图4-2 低氧条件下肺动脉血管环张力变化

【注意事项】

1. 大鼠肺动脉的分离要仔细轻柔,避免过度牵拉血管腔面而损伤血管内皮,如果血管内皮被破坏，可能导致实验失败或者实际测定值出现偏差。

2. 离体组织灌流浴槽内的低氧混合气体一定要达到预先设定的氧浓度。实验前可用血气分析仪对离体组织灌流浴槽内的氧浓度进行动态监测，确定达到预定氧浓度时所需要的最短饱和时间。

（蔡明春　李晓栩）

实验二　急性低氧对大鼠肠系膜微循环的影响

【实验目的】

1. 观察急性低氧对大鼠肠系膜微循环的影响。

2. 了解急性低氧对大鼠肠系膜微循环改变的机制。

【实验原理】

低氧可引起微血管和微血流发生改变，表现为微血管收缩、毛细血管半径缩小、毛细血管血流缓慢；白细胞贴壁、翻滚、聚集、游出；毛细血管通透性升高，血液浓缩、血液黏滞度（简称血黏度）升高，血流减慢。肠系膜极薄，其上有各种半径的微血管，经透射光源照明，成像清晰，能清楚地观察到最细的毛细血管，适用于各种微循环参数的测定，常用于观察微循环状态。

本实验采用大鼠在麻醉状态下吸入低氧混合气体复制急性低氧动物模型，手术游离肠系膜，运用生物显微镜观察、分析急性低氧大鼠肠系膜微循环状态及白细胞流变学行为。

【实验对象】

$180 \sim 220g$ SD 大鼠，雄性。

【试剂器械】

1. 试剂与药品　15% 氨基甲酸乙酯溶液、生理盐水、5% 葡萄糖溶液、0.5% 肝素生理盐水、蒸馏水、75% 乙醇溶液。

2. 设备与器械　血气分析仪、全自动血液流变仪、恒温灌流观察槽、生物显微镜、摄/录像电视系统、动物呼吸机、常规手术器械、Y 形气管导管、动脉导管、静脉导管等。

【观察指标】

血气、血流动力学、肠系膜微循环变化。

【实验步骤】

1. 动物分组　大鼠称重，随机分为对照组及急性低氧组，两组大鼠均以 15% 氨基甲酸乙酯溶液（1ml/100mg）麻醉，0.5% 肝素生理盐水抗凝，大鼠一侧行颈动脉插管以监测血压，行颈外静脉插管以输液（5% 葡萄糖溶液，2ml/h），并行气管插管。

2. 急性低氧模型复制　急性低氧组使用动物呼吸机吸入混合气体（$10\% \ O_2 + 90\% \ N_2$）30min。

3. 实验检测及观察

（1）血气：待两组大鼠情况稳定后，抽血，使用血气分析仪检测 pH、PaO_2、$PaCO_2$、实际碱剩余（ABE）、标准碳酸氢盐（SB）。

（2）血流动力学：使用全自动血液流变仪测定全血高切还原黏度、全血中切还原黏度、全血低切还原黏度、卡松黏度、卡松屈服应力。

（3）肠系膜微循环变化：使用生物显微镜观察肠系膜微循环（微动脉、微静脉）变化。具体操作步骤为：将大鼠仰卧位固定在手术台上，用 75% 乙醇溶液腹部消毒，沿其腹正中线做 3cm 切口，开腹后找到盲肠，沿盲肠游离端所指方向轻轻将一段回肠及肠系膜拉出腹外，将肠系膜仔细平铺于恒温灌流观察槽上，小心盖上载玻片，恒温灌流观察槽内以生理盐水恒温灌流。于 40 倍生物显微镜下找到清晰的微动脉（直径 < 30μm）和微静脉（直径 < 30μm），通过显微镜摄 / 录像系统记录白细胞流变学行为，观察过程不断向肠系膜上滴加 37℃生理盐水，整个实验操作在 22 ～ 26℃下进行。

【结果记录】

将实验结果记录于表 4-1 中。

表 4-1　急性低氧对大鼠肠系膜微循环的影响

	观察指标	对照组	急性低氧组
血气	pH		
	PaO_2（mmHg）		
	$PaCO_2$（mmHg）		
	ABE（mmol/L）		
	SB（mmol/L）		
血流动力学	全血高切还原黏度（mPa·s）		
	全血中切还原黏度（mPa·s）		
	全血低切还原黏度（mPa·s）		
	卡松黏度（mPa·s）		
	卡松屈服应力（mPa）		
肠系膜微循环变化	微动脉		
	微静脉		

【结果分析】

生物显微镜下肠系膜活体微循环的微动脉和静脉分布和走行以及白细胞运动清晰可见。对照组大鼠微动、静脉充盈良好，血流快，呈线流，管壁边界清，未见红细胞聚集和黏附，白细胞呈单个运动。急性低氧组，①微动脉和静脉血流稍慢，呈线流或线粒流，部分血管管壁有红细胞聚集，微静脉内可见少数白细胞附壁；②微循环血管充盈度差，血流慢，血流呈粒流，少数呈线粒流，部分血管还可见血流停滞，微静脉内白细胞附壁数目较多（图 4-3）。

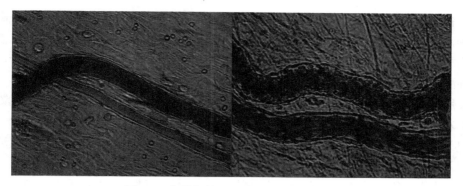

图 4-3 急性低氧时肠系膜微循环的变化

【注意事项】

观测过程中不断向肠系膜上滴加 37℃ 的生理盐水，实验操作保持在 22 ～ 26℃。

（李晓栩）

实验三 急性低氧时家兔心脏血流动力学的变化特点

【实验目的】

1. 掌握家兔右心室功能、血流动力学以及血气检测方法。

2. 观察急性低氧暴露下家兔血流动力学、右心室功能以及血气的变化，加深对高原环境对心血管系统功能改变理论知识的认识。

【实验原理】

利用低压舱模拟高原低氧环境，应用心导管技术测定家兔右心室功能、血流动力学指标，并测定动脉血气，比较平原和模拟高原环境家兔右心室功能的差异。

【实验对象】

3 ～ 5kg 家兔，雄性。

【试剂器械】

1.试剂与药品 20% 氨基甲酸乙酯溶液、生理盐水、0.5% 肝素生理盐水等。

2.设备与器械 常规手术器械、多导生理记录仪、血气分析仪、张力换能器、动脉血压计、中心静脉压血压计、动脉导管、静脉导管等。

【观察指标】

一般指标（血压、呼吸、心率），中心静脉压及右心室功能（肺动脉压、右心室收缩压、右心室舒张压、右心室 dp/dt）及血气（pH、PaO_2、$PaCO_2$、ABE、SB）。

【实验步骤】

1.称重、麻醉 家兔称重，在家兔耳缘静脉注射 20% 氨基甲酸乙酯溶液（5ml/kg）麻醉。麻醉成功后，将家兔仰卧位固定于兔台上。

2. 备皮及分离左侧颈总动脉　家兔颈部剪毛，作正中切口切开皮肤。钝性分离家兔左侧颈总动脉和左、右两侧颈外静脉，分离出 2～3cm 后穿双线备用（注意：此步操作关系到模型是否能成功建立，一定要注意"钝性分离"，不要用刀、剪，因为血管，特别是颈外静脉的血管壁薄，容易被损伤）。

3. 肝素化　用 0.5% 肝素生理盐水（2mg/kg）在家兔耳缘静脉注射，以肝素化家兔。

4. 左侧颈总动脉插管

（1）准备动脉血压计和动脉导管，将两动脉导管接上三通后，通过注射器向动脉导管内注入生理盐水，排尽动脉导管内空气后关闭三通。

（2）结扎左侧颈总动脉远心端，用动脉夹夹住颈总动脉近心端，用眼科剪在动脉夹与结扎线间将颈总动脉剪一"V"形小口。

（3）将准备好的动脉导管从小口处朝心脏方向插入。松开动脉夹，并继续插入 2～4cm（松开动脉夹时，捏住动脉导管，以防脉血压力将导管冲出），用丝线固定动脉导管。

（4）接动脉血压计，将动脉血压计测量管接于颈总动脉导管相连的三通上，三通另一头接充满生理盐水的注射器，将三通调至注射器与动脉血压计相连、动脉导管关闭位置。

（5）缓慢注入生理盐水直到把动脉血压计右侧空气全部排出为止，用一血管钳夹闭动脉血压计排气口，将三通调至动脉导管与动脉血压计两向相通、注射器口关闭状态。

5. 中心静脉压测定

（1）结扎左侧颈外静脉远心端，以眼科剪在结扎线近心端将静脉剪一"V"形小口，将准备好的静脉导管从小口处朝心脏方向插入，并继续插入 3～5cm，以丝线固定静脉导管（注意：由于静脉壁很薄，插管时要轻柔，避免将静脉插破；静脉插管时，操作应尽量迅速，以避免空气进入而导致空气栓塞）。

（2）接中心静脉压血压计，测量管接于与颈外静脉导管相连的三通上，三通另一头接充满生理盐水的注射器，将三通调至注射器与血压计相连、静脉导管关闭位置。

（3）缓慢注入生理盐水直到把中心静脉压血压计内空气全部排出为止，将三通调至静脉导管与血压计两向相通、注射器口关闭状态，拔下注射器，观察并记录中心静脉压。

6. 右心室功能测定

（1）张力换能器两口分别接两个三通，一个三通接右心室导管（头部弯曲，勿剪断前端卷曲导管），一个三通接通空气。利用注射器将张力换能器以及右心室导管内充满生理盐水，完全排尽气泡。结扎右侧颈外静脉远心端，以眼科剪在结扎线近心端将静脉剪一"V"形小口，将准备好的右心室导管从小口处朝心脏方向插入。

（2）保持弯管卷曲方向朝向左前方，并继续插入 6～8cm，同时观察多导生理记录仪上压力情况，如出现典型右心室压力波（图 4-4），以丝线固定右心室导管。

7. 血气测定　使用血气分析仪测定家兔各项血气指标。

8. 平原生理指标的记录　将一般指标、中心静脉压及右心室功能、血气各项指标记录于表 4-2 中。

9. 低氧处理　低压舱模拟海拔 5000m，重复实验步骤 1 ～ 8，观察缺氧即刻、15min、30min 及 1h 各项指标变化。

10. 低氧后指标测定　缺氧 1h 后再次测定实验步骤 8 中各项指标，将结果记录于表 4-2 中。

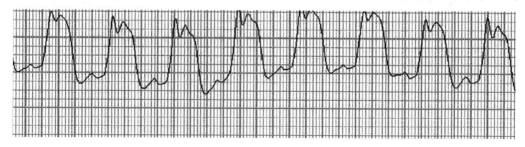

图 4-4　右心室压力波

【结果记录】

将实验结果记录于表 4-2 中。

表 4-2　急性低氧对家兔右心室功能的影响

观察指标		平原	低氧 5000m			
			即刻	15min	30min	1h
一般指标	血压（mmHg）					
	呼吸（次/min）					
	心率（次/min）					
中心静脉压及右心室功能	中心静脉压（cmH$_2$O）					
	肺动脉压（mmHg）					
	右心室收缩压（mmHg）					
	右心室舒张压（mmHg）					
	右心室 dp/dt					
血气	pH					
	PaO$_2$（mmHg）					
	PaCO$_2$（mmHg）					
	ABE（mmol/L）					
	SB（mmol/L）					

【结果分析】

急性低氧初期以右心室舒张压升高为主，心率加快，急性低氧也会导致肺动脉压增高，右心室和左心室收缩功能显著增强，右心室和左心室收缩压升高，以右心室收缩压升高更为明显，右心室 dp/dt 显著升高；右心室和左心室舒张功能改变不明显。急性低氧时，PaO$_2$ 和 pH 降低，PaCO$_2$ 升高。急性暴露于高原低压性低氧环境下，呼吸加深、加快，引起呼吸性碱中毒，同时，组织供氧不足，乳酸等酸性产物增多，引起代谢性酸中毒。

【注意事项】

1. 动物麻醉要深浅适度。

2. 尽量减少手术中大出血，可在同一实验室不同组之间适当分工以减少手术创伤。

3. 行动脉插管前先加入一定量的肝素生理盐水。静脉导管一经插入，应立即缓慢滴注生理盐水。在行动脉或静脉插管前，与输液瓶相连的管道内应充满液体。

4. 本实验因手术操作较多，宜多人分工协作，以保证实验成功率。

（蔡明春　李晓栩）

实验四　急性低氧时大鼠心排血量和器管血流量变化特点

【实验目的】

观察急性低氧大鼠的心排血量和器官血流量变化。

【实验原理】

放射性微球测血流技术采用直径 15μm 放射标记生物微球，将微球直接注入左心房或左心室，在不影响血流动力学的条件下，微球在心腔和血液混合，然后均匀分布到整个动脉系统。因微球大小不能通过毛细血管床，器官或组织嵌入微球的多少及其放射活性强度与该器官或组织的血液灌流量成正比，从而得出到达该器官或组织的心排血量分布分数，故放射性微球测血流技术是对血管无创而合乎生理原则的一种研究方法。

【实验对象】

180 ～ 220g SD 大鼠，雄性。

【试剂器械】

1. 试剂与药品　15% 氨基甲酸乙酯溶液、生理盐水、饱和氯化钾溶液、蛙红细胞混悬液等。

2. 设备与器械　常规手术器械，注射器（1ml、5ml）及针头，电子秤，微型压力传感器，多导生理记录仪，低压舱，闪烁探测仪，恒速抽血泵，滤纸等。

【观察指标】

1. 一般生理指标。

2. 心排血量及各器官血流量。

【实验步骤】

1. 将 SD 大鼠随机分为平原对照组和高原低氧组。将高原低氧组置于模拟海拔 5000m 的低压舱内连续饲养 24h，平原对照组置于舱外饲养。

2. 使用 "Cr" 标记蛙红细胞，作为放射性微球测定家兔心排血量和器官血流量。

3. 用 15% 氨基甲酸乙酯溶液（1ml/100g）腹腔麻醉两组大鼠。大鼠仰卧位固定于手术台，切开颈部皮肤，分离右侧颈总动脉，结扎远心端，用直径约 1mm 导管经切口向右侧颈总动脉近心端插入，直达左心室。通过微型压力传感器经多导生理记录仪记录和监测大鼠左心室内压。分离大鼠左侧股动脉，插入导管，经三通活塞与恒速抽血泵上固定的 1ml 肝素化注射器相连，以便抽取参考血标本。在部分大鼠中，也将右侧股动脉剥离，以便在注射微球时，可经微型压力传感器记录动脉压的变化。最后尸检证实左心室中导管位置。

4. 当左心室和股动脉导管插入后，大鼠平静时，抽取参考血标本；10s 后在手控下经左心室导管注入充分混合的蛙红细胞混悬液 2ml（在 15s 内注射完毕）；立即用 5ml 生理盐水冲洗注入微球的导管，注射时间持续 10s；参考血标本抽取总时间为 75～80s，然后经导管注入饱和氯化钾溶液，杀死大鼠，立即尸检，观察导管尖端的精确位置，将取出的器官，先用生理盐水冲洗血迹，并用滤纸吸去多余的水分，再将取出的标本（心、肝、脑、肺、肾、骨骼肌），称重后放入计数管（高度不超过 2cm）；在闪烁探测仪中测定每个标本的放射活性（cpm）。对较大的器官如肝，称取其总重量后，在各不同部位取下不超过 29g 的标本，测定其放射活性；根据该器官总重量，计算该器官总放射活性。

5. 计算心排血量和器官血流量。

（1）心排血量（ml/min）= 参考血标本流量（ml/min）× 注入左心室总放射活性（cpm）/参考血标本的放射活性（cpm）

（2）器官血流量（ml/min）= 心排血量（ml/min）× 器官放射活性（cpm）/注入左心室总放射活性（cpm）

【结果记录】

将实验结果记录于表 4-3。

表 4-3　急性低氧大鼠心排血量及器官血流量实验结果记录

观察指标		平原对照组	高原低氧组
一般指标	血压（mmHg）		
	呼吸（次/min）		
	心率（次/min）		
器官血流量	心（ml/min）		
	肝（ml/min）		
	脑（ml/min）		
	肺（ml/min）		
	肾（ml/min）		
	骨骼肌（ml/min）		

【结果分析】

急性低氧暴露使大鼠的心率减慢、血液中一氧化碳降低，出现以冠状动脉血流量和脑血流量增加及内脏血流量减少的血流量重新分配。

【注意事项】

1. 实验前 1 天大鼠禁食 8 ～ 12h，不禁水。

2. 操作时宜钝性分离组织，尽量减少手术过程中组织损伤。

（蔡明春　李晓栩）

第五章　高原低氧对血液系统的影响

实验一　高原低氧对血气与血常规的影响

【实验目的】

1. 观察模拟高原低氧对大鼠血气的影响。

2. 观察模拟高原低氧对血常规的影响。

【实验原理】

大鼠暴露于高原低氧环境下，由于外界大气压和氧分压降低，进入到肺泡中气体氧分压也降低，造成氧向肺泡毛细血管内弥散的驱动力降低，因而造成动脉血氧分压、血氧饱和度及血氧含量降低，但血氧容量不变。组织由于暴露于低氧环境，乳酸等酸性产物增多，引起代谢性酸中毒。但是随着机体代偿反应的发生，呼吸加深、加快，出现呼吸性碱中毒，因而出现碳酸氢根离子（HCO_3^-）等的变化。而随着代偿反应的进行，红细胞逐渐增多，血红蛋白浓度增加，血氧含量增加。同时由于呼吸性碱中毒等使血液pH增加，使血红蛋白与氧结合能力增加，动脉血氧饱和度呈回升趋势。另外，由于低氧直接或间接激发炎症反应，使血液中的白细胞的数量与构成比例也发生变化，从而使血常规发生变化。大鼠急性暴露于高原低压性低氧环境下，呼吸加深、加快，造成呼吸性碱中毒，同时，组织供氧不足，乳酸等酸性产物增多，引起代谢性酸中毒。血液 pH 的变化以及红细胞内 2,3-二磷酸甘油酸等变化均可影响血红蛋白与氧的结合，红细胞的氧结合能力发生变化。随着高原暴露时间的延长，血红蛋白种类发生变化，例如胎儿血红蛋白、异型血红蛋白含量增加，也影响到血液的氧结合特性，出现血气的变化。

【实验对象】

180 ～ 220g SD 大鼠，雄性。

【试剂器械】

1. 试剂与药品　15% 氨基甲酸乙酯溶液、红细胞稀释液、75% 乙醇溶液等。

2. 设备与器械　常规手术器械、毛细管、血细胞比容测定管、电子秤、血细胞计数器、血气分析仪、血常规仪、低压舱等。

【观察指标】

1. 血气　酸碱值、动脉血氧分压、动脉血二氧化碳分压、动脉血氧饱和度、标准碳酸氢盐、实际碳酸氢盐、阴离子隙、实际碱剩余。

2. 氧解离曲线　根据血气分析结果绘制氧解离曲线。

3. 血常规　血细胞比容、血红蛋白、中性粒细胞、淋巴细胞、白细胞、红细胞、血小板。

【实验步骤】

1. 动物分组与低氧处理　大鼠称重后，随机分为平原对照组和高原低氧组，将高原低氧组置于模拟海拔 5000m 的低压舱内连续饲养，平原对照组置于舱外饲养。高原低氧组分别于 4h、12h、1d、3d、7d、14d、28d 时以 15% 氨基甲酸乙酯溶液（1ml/100g）腹腔注射麻醉，并行以下处理。平原对照组直接以 15% 氨基甲酸乙酯溶液（1ml/100g）腹腔注射麻醉，并行以下处理。

2. 血气检测及氧解离曲线绘制　先将大鼠固定，使用血气分析仪测定大鼠各项血气指标。根据血气分析结果绘制氧解离曲线。

3. 血常规检测　①剪尾采血（需血量较少时常用此法）：将鼠尾浸在 45℃ 左右温水中几分钟或用 75% 乙醇溶液浸泡的棉球涂擦鼠尾，使尾部血管充盈，剪去大鼠尾尖 3～5mm，使血液顺试管壁自由流入试管，或用毛细管吸取 20μl 血液后，用皮头吹入红细胞稀释液（含抗凝剂）中，送检，测定各项血常规指标。②采血结束，鼠尾伤口消毒并压迫止血。

【结果记录】

将实验结果记录于表 5-1 中并绘制氧解离曲线。

表 5-1　不同环境对大鼠血气与血常规的影响

观察指标		平原对照组	高原低氧组						
			4h	12h	1d	3d	7d	14d	28d
一般指标	体重（g）								
血气	酸碱值								
	动脉血二氧化碳分压（mmHg）								
	动脉血氧分压（mmHg）								
	动脉血氧饱和度（%）								
	血浆二氧化碳总量（mmHg）								
	标准碳酸氢盐（mmol/L）								
	实际碳酸氢盐（mmol/L）								
	阴离子隙（mEq/L）								
	实际碱剩余（mmol/L）								
血常规	血细胞比容（%）								
	血红蛋白（g/L）								
	中性粒细胞（$\times 10^9$/L）								
	淋巴细胞（$\times 10^9$/L）								
	白细胞（$\times 10^9$/L）								
	红细胞（$\times 10^{12}$/L）								
	血小板（$\times 10^9$/L）								

【结果分析】

1. 血气分析

（1）血气指标的参考值：以下为人体血气参考值，大鼠与人体血气各指标参考值存在差异，以下参考值仅供参考。

1）酸碱值（pH）：参考值 7.35～7.45。pH < 7.35 为酸血症，pH > 7.45 为碱血症。

2）动脉血二氧化碳分压（$PaCO_2$）：是判断各型酸碱中毒主要指标。参考值 $35 \sim 45mmHg$，其值乘 0.03 即为 H_2CO_3 含量。

3）动脉血氧分压（PaO_2）：参考值 $80 \sim 100mmHg$，为动脉血中物理溶解的氧产生的张力。

4）动脉血氧饱和度（SaO_2）：参考值约为 98%，反映动脉血中血红蛋白与氧结合的程度。

5）血浆二氧化碳总量（TCO_2）：参考值 $23 \sim 31mmHg$，代表血中 CO_2 和 HCO_3^- 之和，在体内受呼吸和代谢两方面影响。

6）实际碳酸氢盐（AB）及标准碳酸氢盐（SB）：AB 参考值 $22 \sim 27mmol/L$，SB 参考值同 AB。AB 受呼吸和代谢双重影响，SB 排除了呼吸的影响，是反映代谢性酸碱平衡的指标。

7）实际碱剩余（ABE）：参考值 $-3 \sim 3mmol/L$，是反映代谢性酸碱平衡的指标。

8）阴离子隙（AG）：参考值 $6 \sim 12mEq/L$，是早期发现混合性酸碱中毒的重要指标。

（2）酸碱失衡的判断标准：判断酸碱失衡应先了解临床情况，一般根据 pH、$PaCO_2$、ABE（或 AB）判断酸碱失衡，根据 PaO_2 及 $PaCO_2$ 判断低氧及通气情况。pH 超出参考值范围提示存在酸碱失衡，但 pH 在参考值范围内仍可能有酸碱失衡。$PaCO_2$ 超出参考值提示呼吸性酸碱失衡，ABE 超出正常提示有代谢性酸失衡。但血气和酸碱分析有时还要结合其他检查，结合临床动态观察，才能得到正确判断。

1）呼吸性酸碱失衡：主要根据 $PaCO_2$ 和 pH 进行判断。

A. $PaCO_2$：$PaCO_2 > 45mmHg$，提示呼吸性酸中毒，可引起高碳酸血症；$PaCO_2 < 35mmHg$，提示呼吸性碱中毒，可引起低碳酸血症。

B. PaO_2：$PaO_2 < 60mmHg$ 提示呼吸衰竭，$PaO_2 < 30mmHg$ 提示有生命危险。

C. pH：与 $PaCO_2$ 协同判断呼吸性酸碱失衡是否失代偿。$PaCO_2 > 45mmHg$ 且 $7.35 \leqslant pH \leqslant 7.45$，提示代偿性呼吸性酸中毒；$PaCO_2 > 45mmHg$ 且 $pH < 7.35$，提示失代偿性呼吸性酸中毒。$PaCO_2 < 35mmHg$ 且 $7.35 \leqslant pH \leqslant 7.45$，提示代偿性呼吸性碱中毒；$PaCO_2 < 35mmHg$ 且 $pH > 7.45$，提示失代偿性呼吸性碱中毒。

2）代谢性酸碱失衡：需要 pH、SB、AB、血液碱剩余（BEB）、细胞外液碱剩余（BE_{ecf}）、TCO_2 等较多的指标协同判断，其中以 pH、AB、BE_{ecf} 三项指标最重要（BEB 和 BE_{ecf} 分别代表体内碱储备的增加与减少）。

A. AB 与 BE_{ecf}：主要用于代谢性酸碱失衡的诊断。而酸碱失衡的程度与其减低或增高的幅度密切相关。$AB < 22mmol/L$，$BE_{ecf} < -3mmol/L$ 提示代谢性酸中毒。$AB > 27mmol/L$，$BE_{ecf} > 3mmol/L$ 提示代谢性碱中毒。

B. pH：与其他指标（HCO_3^- 和 ABE）协同判断代谢性酸碱失衡是否失代偿。代谢性酸中毒可分为代偿性代谢性酸中毒和失代偿性代谢性酸中毒。当 HCO_3^- 及 ABE 均明显降低且 $7.35 \leqslant pH \leqslant 7.45$ 时，提示代偿性代谢性酸中毒；而 $pH < 7.35$ 提示失代偿性代谢性酸中毒。代谢性碱中毒可分为代偿性代谢性碱中毒和失代偿性代谢性碱中毒。当 HCO_3^- 及 ABE 均明显升高且 $7.35 \leqslant pH \leqslant 7.45$ 时，提示代偿性代谢性碱中毒；$pH > 7.45$ 提示失代偿性代谢性碱中毒。

C. AB 与 SB：两者的差值反映呼吸对酸碱平衡影响的程度，有助于对酸碱失衡类型的诊断和鉴别诊断。BE_{ecf} 与 BEB 之差值意义类似。当 $AB > SB$ 时，CO_2 潴留，提示代偿性呼吸性酸中毒或代偿性代谢性碱中毒。AB ＜ SB 时，CO_2 排出增多，提示代偿性呼吸性碱中毒或代偿性代谢性酸中毒。当 AB ＝ SB，但均低于正常值时，提示失代偿性代谢性酸中毒。当 AB ＝ SB，但均高于正常值时，提示失代偿性代谢性碱中毒。

D. TCO_2：与 AB 的价值相同，协助判断代谢性酸碱失衡。$TCO_2 \leq 23mmol/L$ 提示代谢性酸中毒。$TCO_2 ＞ 31mmol/L$ 提示代谢性碱中毒。

2. 低氧血症的判断标准　主要根据 PaO_2 和 SaO_2 来判断。一般来说，$PaO_2 ＜ 60mmHg$ 时，才会使 SaO_2 及动脉血氧含量（CaO_2）显著减少，引起组织低氧，提示低氧血症。

（1）轻度低氧血症：$60mmHg \leq PaO_2 ＜ 90mmHg$，$80\% \leq SaO_2 ＜ 90\%$。

（2）中度低氧血症：$40mmHg \leq PaO_2 ＜ 60mmHg$，$60\% \leq SaO_2 ＜ 80\%$。

（3）重度低氧血症：$PaO_2 ＜ 40mmHg$，$SaO_2 ＜ 60\%$。

【注意事项】

1. 动物麻醉要深浅适度。

2. 采集的血气标本必须防止空气混入，同时应尽量避免采集末梢血，因吸氧时 PaO_2 大于空气中的氧分压，标本一旦接触空气，血中氧可迅速向空气中弥散，使测得的 PaO_2 降低。标本采集好后应立即送检或置于 4℃ 冰箱保存，但不宜超过 2h，以免细胞代谢耗氧，使 PaO_2 及 pH 下降，$PaCO_2$ 升高。同时取末梢动脉血时，不宜用力挤压穿刺部位，以防淋巴液渗入，影响结果。

3. 采集血常规标本时，注意防止气泡。

（黄　绒）

实验二　高原低氧对红细胞数量及流变学特性的影响

【实验目的】

观察高原低氧时红细胞的变化特点。

【实验原理】

红细胞是将通过外呼吸摄入到血液循环中的氧传送到组织的主要细胞。红细胞在氧摄取、氧运输、氧释放以及血管活性调节、免疫调节中发挥十分重要的作用。低氧暴露后，红细胞及血红蛋白计数、血红蛋白分子的变构特性均发生一系列的代偿调节，例如红细胞计数、血红蛋白浓度增加。另外，缺氧后自由基增多、血流速度加快等原因，引起红细胞流变学特性的变化，如红细胞膜脆性、膜流动性、红细胞变形能力等方面发生生理或病理学变化。

【实验对象】

$180 \sim 220g$ SD 大鼠，雄性。

[试剂与器械]

1. 试剂与药品　红细胞稀释液、血红蛋白测定试剂盒等。

2. 设备与器械　全自动血液流变仪、全自动血细胞分析仪、低压舱、常规手术器械、试管等。

【观察指标】

1. 血流动力学　全血还原黏度是一个综合性指数，它是血浆黏度、血细胞比容、红细胞变形能力和聚集能力、血小板和白细胞流变学特性的综合表现，是血液随不同流动状况（切变率）及其他条件而表现出的黏度，切变率低时血黏度高，血黏度随切变率的逐渐升高黏度逐渐下降，最后趋向一个平稳的数值。

2. 红细胞流变学特性

（1）红细胞聚集指数：是反映红细胞聚集性及聚集程度的一个客观指标，红细胞聚集指数增高表示聚集性增强，全血黏度增高。其参考值为 1.55 ～ 2.73。

（2）红细胞变形指数：指红细胞在流动过程中的变形能力。在血管内，尤其在微循环系统中，当血管直径等于或小于红细胞直径时，红细胞要承受很大的剪切力，发生很大的变形才能通过微血管，红细胞变形性降低可引起血黏度升高、微循环障碍和红细胞寿命缩短，这些变化对许多疾病的发生发展起着重要作用。其参考值为 0.65 ～ 0.96。

（3）红细胞刚性指数：刚性即指红细胞形状不易改变性，它不是一个物理量，目前还没有统一的标准来描述红细胞的刚性。所谓刚性指数就是高切变率特定条件下的血液还原黏度。其参考值为 3.71 ～ 5.61。

（4）红细胞沉降率：红细胞沉降率与血黏度、红细胞聚集及血细胞比容密切相关，在血液流变学测定中常作为红细胞聚集、红细胞表面电荷、红细胞电泳的通用指标。其参考值（魏氏法）为 50 岁以下男性 0 ～ 15mm/h，50 岁以下女性 0 ～ 20mm/h；50 岁以上男性 0 ～ 20mm/h，50 岁以上女性 0 ～ 30mm/h；85 岁以上男性 0 ～ 30mm/h，85 岁以上女性 0 ～ 42mm/h；儿童为 0 ～ 10mm/h。

3. 红细胞形态及红细胞指数

（1）红细胞形态：双凹圆盘形，大小一致，平均直径 7.2μm（范围 6 ～ 8μm），淡粉红色，中央 1/3 为生理性淡染区，细胞质内无异常结构。

（2）红细胞计数：参考值为成年男性（4 ～ 5.5）×10^{12}/L，成年女性（3.5 ～ 5）×10^{12}/L，新生儿（6 ～ 7）×10^{12}/L。

（3）血红蛋白浓度：参考值为成年男性 120 ～ 160g/L，成年女性 110 ～ 150g/L，新生儿 170 ～ 200g/L，70 岁以上老年男性 94.2 ～ 122.2g/L，70 岁以上老年女性 86.5 ～ 111.8g/L。

（4）红细胞体积分布宽度：参考值为成人 11.6% ～ 14.6%。

（5）网织红细胞计数（显微镜计数法）：参考值为成人 0.5% ～ 1.5%，新生儿 3% ～ 6%。

（6）网织红细胞成熟指数（RMI）：参考值为男性 9.1% ～ 32.2%，女性 12.8% ～ 33.7%。

（7）平均红细胞体积（MCV）、平均红细胞血红蛋白含量（MCH）、平均红细胞血红蛋白浓度（MCHC）参考范围（仪器法）见表 5-2。

表 5-2　新生儿与成人 MCV、MCH、MCHC 的参考范围

	MCV（fl）	MCH（pg）	MCHC（g/L）
新生儿	91 ～ 112	29 ～ 36	280 ～ 360
成人	80 ～ 100	27 ～ 34	320 ～ 360

【实验步骤】

1. 动物分组与低氧处理　将实验大鼠随机分为平原对照组、急性低氧组和慢性低氧组，急性低氧组和慢性低氧组分别置于模拟海拔 5000m 的低压舱内连续饲养 3d 和 28d，平原对照组置于舱外饲养。大鼠均从颈总动脉取血，送检。

2. 血流动力学及红细胞流变学检测　用全自动血液流变仪检测 3 组动物血流动力学、红细胞流变学各指标。

3. 红细胞形态及红细胞指数　用全自动血细胞分析仪测定实验动物红细胞形态、红细胞计数、血红蛋白浓度、红细胞体积分布宽度、网织红细胞计数、网织红细胞成熟指数、平均红细胞体积、平均红细胞血红蛋白含量及平均红细胞血红蛋白浓度。

（1）红细胞计数：试管里加 2ml 红细胞稀释液，加静脉血 10μl，吸打 2～3 次，混匀；用微量吸管或玻璃棒将红细胞悬液充入计数池，室温下静置 3～5min，用血细胞计数器计数中央大方格内 4 角和正中 5 个中方格内的红细胞数量（红细胞数量 $= N \times 25/5 \times 10 \times 10^6 \times 200 = N/100 \times 10^{12}$，$N$ 为 5 个中方格内的红细胞）。

（2）血红蛋白浓度：根据血红蛋白测定试剂盒说明操作，血红蛋白测定仪开机预热 20min，分别采用蒸馏水和标准蛋白校准。按血红蛋白测定试剂盒配好测定缓冲液，取缓冲液 5ml，加静脉血 20μl，混匀后静置 5min 测定。

（3）也可用全自动血细胞分析仪测定血红蛋白浓度、红细胞计数。

【结果记录】

将实验结果记录于表 5-3。

表 5-3　高原低氧时红细胞的变化特点

		平原对照组	急性低氧组	慢性低氧组
血流动力学	全血高切还原黏度（mPa·s）			
	全血中切还原黏度（mPa·s）			
	全血低切还原黏度（mPa·s）			
	卡松黏度（mPa·s）			
	卡松屈服应力（mPa）			
红细胞流变学	聚集指数			
	变形指数			
	刚性指数			
	沉降率（mm/h）			
红细胞形态及红细胞指数	红细胞形态			
	红细胞计数（×10¹²/L）			
	血红蛋白浓度（g/L）			
	红细胞体积分布宽度（%）			
	网织红细胞计数（%）			
	网织红细胞成熟指数（%）			
	平均红细胞体积（fl）			
	平均红细胞血红蛋白含量（pg）			
	平均红细胞血红蛋白浓度（g/L）			

【结果分析】

与平原对照组相比，急性低氧组除红细胞变形指数显著降低外，其余血流动力学参数均无显著变化。慢性低氧组全血还原黏度显著性升高。与平原对照组和急性低氧组相比，慢性低氧组红细胞流变学各指标均有显著性变化。与平原对照组和急性低氧组相比，慢性低氧组卡松黏度和卡松屈服应力有显著性升高。

急性低氧对全血还原黏度无显著性影响，这与低氧时血浆组成变化不大有关。研究发现，低氧暴露时红细胞无论是数量，还是流变学特性均有显著变化，从相关性分析可以看出，全血还原黏度无论在高切、中切或低切状态下，其变化与红细胞流变学各指标的变化有明显相关性，红细胞是悬浮于血浆中数量最多的固体颗粒，是血液流动阻力的重要成因，因此红细胞流变学特性的变化是影响低氧时血液流变学变化的重要原因。

急性低氧暴露时血流动力学参数未见显著变化，但红细胞变形指数已显著降低。红细胞的变形能力主要取决于红细胞细胞膜的黏弹性、红细胞的几何形状（表面积与体积之比）和红细胞的内黏度三个内在因素，红细胞细胞膜的黏弹性主要由双层膜磷脂和膜骨架蛋白组成的结构所决定，红细胞变形能力发生障碍可使红细胞不易通过原本能通过的微血管，从而引起血黏度增高，微循环灌注出现障碍。因此，急性低氧时红细胞变形能力的降低是慢性低氧时血流动力学显著变化的重要基础。

慢性低氧暴露时血流动力学呈"浓、黏、聚"的特征性变化，表现为全血还原黏度无论高切、中切或低切均显著性升高，血红蛋白浓度显著增加，全血还原黏度明显上升，卡松黏度和卡松屈服应力均显著增大，血液呈高黏滞状态。通过对数据的统计分析，我们认为，造成血流动力学状态恶化的重要因素是慢性低氧时红细胞数量的异常增多。

慢性低氧暴露时血流动力学变化的另一显著性特点是红细胞聚集指数、刚性指数、沉降率显著增加，变形指数明显下降，表明慢性低氧极大损伤了红细胞流变学特性，使红细胞变形性下降，聚集性增加，这直接促进了全血还原黏度的增加，加剧了微循环障碍。分析原因可能在于：①严重低氧使红细胞细胞膜的有氧代谢产生障碍，无氧糖酵解增强，ATP 生成明显减少，从而影响红细胞膜的流变学特性。②红细胞内黏度是影响红细胞变形能力的重要因素，内黏度受平均红细胞血红蛋白浓度的影响，实验证明低氧使平均红细胞血红蛋白浓度明显升高，导致红细胞内黏度增大，使红细胞刚性指数增加，变形指数下降。③低氧暴露时机体代谢增强，能量消耗过多，细胞不能维护其正常功能，导致体内某些物质自氧化产生自由基增多，而消除自由基的各种酶如超氧化物歧化酶（SOD）活性降低，这也是损伤红细胞流变学特性的重要原因。④低氧可能使红细胞表面负电荷减少，静电排斥力下降，致红细胞聚集指数显著增加；低氧可能使循环中的白细胞变形指数下降，扣压在微血管的白细胞活化可释放多种活性物质破坏红细胞变形性，使其刚性指数增大，聚集指数增加，全血还原黏度增加，导致血流动力学特性失调。

【注意事项】

1. 红细胞计数　①计数池中红细胞若分布不均，每个中方格间相差超过 20 个红细胞应重新充池，两次红细胞计数相差不得超过 5%；②对压线细胞采用数左不数右、数上不数下的原则；③白细胞数量过高者（WBC ≥ 100×10^9/L），红细胞计数结果应进行校正，方法有两种，分别是直接将红细胞数量减去白细胞数量和在高倍镜下勿将白细胞计入。

2. 网织红细胞计数　网织红细胞必须在活体染色时才能显示，世界卫生组织推荐用新亚甲蓝染色液，其染色力强且稳定，染色温度应控制在 37℃，因为室温（25℃）染色网织红细胞检出率明显低于 37℃ 染色，染液与血液比例以 1：1 为宜。使用瑞氏染液复染可使网织红细胞计数值偏低。

3. 红细胞沉降率（简称血沉）　①抗凝剂与血液比例为 1：4；②试管直径应标准（2.5mm），放置时要保持垂直，不得倾斜；③试管架应避免直接光照、移动和振动；④实验最适温度为 18～25℃，且本实验在采血后 2h 内完成。室温过高时，应查不同室温血沉校正表报告校正值。

（黄　绒）

实验三　高原低氧对红细胞聚集性的影响

【实验目的】

观察低压性低氧时红细胞聚集性的变化特点。

【实验原理】

聚集性是红细胞的主要流变学特性之一。循环血液中的红细胞聚集体直接影响血液在低切速流动下的黏度。某些病理状态下红细胞发生严重聚集会影响局部微循环畅通，使血流阻滞。因此，对红细胞聚集性的检测不仅有重要的临床应用价值，而且对血液循环尤其是对微循环的深入研究具有重要意义。红细胞聚集是造成血沉的主要原因。血液中的红细胞相互碰撞形成聚集之后，在重力的作用下快速沉降，红细胞沉降率与红细胞聚集密切相关。用红细胞聚集体形成之后测得的最大沉降速度表示聚集程度。光束通过细胞悬浮液（其透射光强与聚集程度有关），可以直接反映红细胞聚集体的平均大小，实现对红细胞聚集进行动态测量，得到直接反映红细胞聚集程度的动力学参数。

【实验对象】

180～220g SD 大鼠，雄性。

【设备器械】

低压舱、全自动血液流变仪、血细胞计数器、常规手术器械等。

【观察指标】

1. 血流动力学指标。
2. 红细胞流变学指标。

【实验步骤】

1. 动物分组与低氧处理　将实验大鼠随机分为平原对照组和慢性低氧组。慢性低氧组置于模拟海拔 5000m 的低压舱内连续饲养 28d，平原对照组置于舱外饲养。两组大鼠均从腹主动脉取血，进行检测。

2. 红细胞聚集性检测　用全自动血液流变仪检测血流动力学（全血高切还原黏度、全血中切还原黏度、全血低切还原黏度、卡松黏度及卡松屈服应力）及红细胞流变学（聚集指数、变形指数、刚性指数及沉降率）。

【结果记录】

将实验结果记录于表 5-4 中。

表 5-4　低氧暴露时红细胞聚集性的变化特点

观察指标		平原对照组	慢性低氧组
血流动力学	全血高切还原黏度（mPa·s）		
	全血中切还原黏度（mPa·s）		
	全血低切还原黏度（mPa·s）		
	卡松黏度（mPa·s）		
	卡松屈服应力（mPa）		
红细胞流变学	聚集指数		
	变形指数		
	刚性指数		
	沉降率（mm/h）		

【结果分析】

参考本章实验二。

【注意事项】

抗凝剂与血液比例为 1：4；试管直径应标准（2.5mm），放置时要保持垂直，不得倾斜；试管架应避免直接光照、移动和振动；实验最适温度为 18～25℃，且本实验在采血后 2h 内完成。室温过高时，应查不同室温血沉校正表报告校正值。

（崔　宇）

实验四　高原低氧对红细胞渗透脆性的影响

【实验目的】

1. 检测红细胞渗透脆性。
2. 了解红细胞变形能力。

【实验原理】

红细胞是血液中数量最多的一种血细胞，脊椎动物通过红细胞运输氧气，红细胞同时还具有免疫功能。红细胞渗透脆性检测试剂盒（比色法）检测原理是：在渗透压较低的溶液中，红细胞外渗透压显著低于红细胞内，水分子便从红细胞外进入到红细胞内。血液置于 37℃环境中孵育 24h，使红细胞代谢继续进行，由于葡萄糖的消耗，使得 ATP 产生不断减少，同时 ATP 不断被消耗，导致红细胞细胞膜上需要 ATP 作为能源的钠-钾泵等阳离子转运功能障碍，进而导致 Na$^+$ 等阳离子的向外主动转运受阻，造成 Na$^+$ 在红细胞内聚集，进一步增加红细胞内外的渗透压差（内高外低），水分子便会大量进入细胞内，引起细胞膨胀。当细胞膨胀超过其承受力时，便会引起红细胞破裂，即所谓溶血。发生溶血后，溶液的吸光度将产生变化。红细胞渗透脆性越大，这种承受力就越低。因此，通过检测红细胞在不同 NaCl 浓度的低渗溶液（即不同渗透压）中孵育后的吸光度的变化，便可反映红细胞渗透脆性。当红细胞细胞膜受损或者有缺陷以及某些代谢酶的功能与活性有缺陷时，红细胞渗透脆性明显增加。

[实验动物]

180 ～ 220g SD 大鼠，雄性。

【试剂器械】

1. 试剂与药品 NaCl 磷酸盐缓冲溶液、肝素、红细胞渗透脆性检测试剂盒等。

2. 设备与器械 试管、比色杯、分光光度计、离心机等。

【观察指标】

1. 各试管溶液的吸光度。

2. 各试管溶液的 NaCl 浓度。

【实验步骤】

1. 将大鼠分为常氧组与慢性低氧组，慢性低氧组大鼠置于模拟海拔 5000m 的低压舱内连续饲养 28d，常氧组置于舱外饲养。取 2 组实验大鼠肝素抗凝血 2ml，分成 2 份，1 份立即实验，另 1 份密闭 37℃孵育 24h 后再做一次本实验。

2. 取试管 13 支并编号 1 ～ 13，按照表 5-5 将 NaCl 磷酸盐缓冲溶液依次稀释成不同浓度。

表 5-5 NaCl 磷酸盐缓冲溶液稀释对照表

试管编号	1	2	3	4	5	6	7	8	9	10	11	12	13
试剂 A（ml）	3.4	3.0	2.8	2.6	2.4	2.2	2.0	1.8	1.6	1.4	1.2	0.8	0.4
试剂 B（ml）	0.6	1.0	1.2	1.4	1.6	1.8	2.0	2.2	2.4	2.6	2.8	3.2	3.6
NaCl 浓度（g/L）	8.5	7.5	7.0	6.5	6.0	5.5	5.0	4.5	4.0	3.5	3.0	2.0	1.0

3. 分别吸取 2 组实验大鼠 40μl 肝素抗凝血加入上述 13 份 NaCl 磷酸盐缓冲稀释液中，轻轻混匀，于室温（20℃）静置 30min。

4. 将各试管再次混匀，离心沉淀 5min，取上清液。

5. 用分光光度计检测 540nm 波长，以 NaCl 磷酸盐缓冲溶液作为空白管调零，测定各试管溶液的吸光度。

6. 以 1g/L NaCl 完全溶血试管吸光度为 100%，计算相应 NaCl 浓度的溶血百分率（%）。

$$溶血百分率 = 各试管吸光度/100\% 溶血试管吸光度 \times 100\%$$

7. 计算红细胞中性脆性（MCF）：以溶血百分率为纵坐标，以 NaCl 浓度为横坐标，作溶血曲线图，即为红细胞 NaCl 渗透脆性曲线。在曲线上，50% 溶血的 NaCl 浓度为红细胞中性脆性（参考值：未孵育时，50% 溶血 NaCl 浓度为 4 ～ 4.45g/L；37℃孵育 24h 后，50% 溶血 NaCl 浓度为 4.46 ～ 5.9g/L）。

【结果分析】

高原低氧应激损伤将导致红细胞膜脆性增加，溶血百分率增加，红细胞中性脆性增加。

【注意事项】

1. 每次检查应设正常对照。

2. NaCl 磷酸盐缓冲溶液 pH 及温度必须恒定，pH 改变 0.1 或温度改变 5% 均可导致实验结果偏差 0.01%。

3. NaCl 磷酸盐缓冲溶液采用高纯度 NaCl 配制，不宜采用普通 NaCl。

4. NaCl 磷酸盐缓冲溶液不要被酸/碱污染，同时注意密闭保存。

5. 血液样品应直接滴入 NaCl 磷酸盐缓冲溶液，不宜沿试管壁流入。

6. 实验操作时应穿实验服并戴一次性手套操作以保证实验安全。

（周晓英）

实验五　高原低氧对血液氧亲和力的影响

【实验目的】

观察低氧对血氧平衡曲线和相关参数的影响。

【实验原理】

人体内氧的运输主要依赖红细胞中血红蛋白和氧的结合和解离，血红蛋白与氧结合的能力，即血红蛋白氧亲和力，是血红蛋白的重要特征之一。氧亲和力通过血氧饱和度为 50% 时的氧分压（P_{50}）表示，因此，P_{50} 反映了身体的氧气摄入量和组织细胞获取氧气的能力，主要通过读取氧解离曲线获得。氧解离曲线是表示血氧饱和度与 PO_2 关系的曲线，采用双波长分光光度法测量血红蛋白的光学性质，采用克拉克（Clark）氧电极测量氧分压（mmHg），最终将两个测量系统的检测结果反馈给计算机，绘制出氧解离曲线。

【实验对象】

$180 \sim 220g$ SD 大鼠，雄性。

【试剂器械】

1. 试剂与药品　15% 氨基甲酸乙酯溶液、0.5% 肝素生理盐水、0.01mol/L PBS、22% 牛血清白蛋白、10% 聚二甲基硅氧烷（消泡剂）、氮气等。

2. 设备与器械　氧平衡曲线测定仪、常压常氧和常压性低氧装置、气体浓度检测仪、智能控氧仪、氮气罐、空气泵等。

【观察指标】

1. P_{50}。

2. 氧解离曲线。

【实验步骤】

1. 动物分组与低氧处理　利用实验室的自制常压常氧、常压性低氧装置，气体浓度检测仪和智能控氧仪监测并控制装置内氧气浓度,密闭的低氧装置内通入纯氮气,使常压性低氧装置内氧浓度降低到 5%,常压常氧装置内氧浓度为 21%。将 10 只 SD 雄性大鼠随机分为对照组和低氧组(每组各 5 只)。实验前一天 18 点后所有大鼠禁食不禁水,实验当天将两组大鼠分别放置于已提前调好氧浓度的常氧装置和常压性低氧装置内。6h 后,用 15% 氨基甲酸乙酯溶液(1ml/100g)对大鼠进行麻醉,分离大鼠腹主动脉,用已排尽空气、0.5% 肝素生理盐水湿润过的注射器抽取 0.5ml 大鼠动脉血进行氧解离曲线(ODC)检测。

2. ODC 检测　取血后,立即将血置于冰上,准备待测样本。取 30μl 新鲜血加入 3ml 0.01mol/L PBS 中,再加入 12μl 22% 牛血清白蛋白和 10μl 10% 消泡剂,轻微混匀。操作者打开氧平衡曲线测定仪开关,开启空气泵,经液体吸入口吸入蒸馏水,冲洗机器 3 次,每次吸入蒸馏水 3 ~ 5ml,清洗后排空测试槽内液体。随后将样品管内待测样品吸入测试槽中,完全吸入后将 0.01mol/L PBS 加入样品管内。当氧平衡曲线测定仪温度达到 36℃ 后,将右下角旋钮旋至 PO_2 为 150mmHg,将 S1 调至 2.5,将右下角旋钮旋至 S1/S2,调试至平衡,将 S1/S2 调至 0.0,打开计算机上的 "OEC Program" 软件,点击弹出窗口的 "确定" 选项,绘制氧解离曲线,当 PO_2 降至 2.5mmHg 时,氧解离曲线绘制结束,关掉氮气罐开关,通过绘制的氧解离曲线文件计算血氧饱和度(SpO_2)为 50% 的氧分压(P_{50})。

【结果记录】

1. 记录低氧组和对照组的氧解离曲线。

2. 记录低氧组和对照组 P_{50}。

【结果分析】

低氧时,血红蛋白与氧亲和力与低氧暴露时间和低氧程度相关,P_{50} 升高代表血红蛋白氧亲和力降低,易于释放 O_2;P_{50} 降低代表血红蛋白氧亲和力升高,易于结合 O_2。总的来说,低氧暴露增加氧亲和力,P_{50} 降低,氧解离曲线左移,随着低氧暴露时间的延长,亲和力逐渐降低。

【注意事项】

1. 进行氧解离曲线测定的血液需要新鲜的抗凝血,血液进行冷藏保存过夜后,氧解离曲线会左移,P_{50} 降低。

2. 实验结束后,需要用蒸馏水清洗机器 3 次才能关闭机器,以免造成机器堵塞,影响后续使用。

（李晓栩　崔　宇）

实验六　高原低氧对白细胞趋化能力的影响

【实验目的】

观察急、慢性低氧暴露后白细胞趋化能力的变化。

【实验原理】

低氧以直接或间接途径激活白细胞,局部组织中的趋化因子表达释放增多,因而白细胞与血管内皮细胞黏附增强、向血管外迁移增多，在本实验中，以大鼠中性粒细胞作为研究对象，来研究高原低氧条件下白细胞趋化能力的变化。

【实验对象】

180 ～ 220g SD 大鼠，雄性。

【试剂器械】

1. 试剂与药品　15% 氨基甲酸乙酯溶液、75% 乙醇溶液、95% 乙醇溶液、无水乙醇、蒸馏水、红细胞裂解液、组织稀释液、中性树胶、22% 胎牛血清、洗涤液、PBS、无血清培养基等。

2. 设备与器械　离心管（15ml）、大鼠外周血中性粒细胞分离提取试剂盒、血细胞计数器、中性树胶、离心机、常规手术器械、加样器、48 孔趋化板及趋化膜、HE 染色试剂盒、光学显微镜、乙二胺四乙酸抗凝管、试管、细胞刮刀等。

【实验步骤】

1. 动物分组与低氧处理　将大鼠随机分为常氧组、低氧组，低氧组置于模拟海拔5000m 的低压舱连续 28d。

2. 中性粒细胞分离　按大鼠外周血中性粒细胞分离提取试剂盒操作说明步骤进行分离。

（1）使用 15% 氨基甲酸乙酯溶液（1ml/100g）腹腔注射麻醉大鼠，腹部正中做切口，分离一侧腹主动脉，乙二胺四乙酸（EDTA）抗凝管采集血液。

（2）取 3ml 新鲜抗凝血加入 15ml 离心管中，与全血及组织稀释液 1：1 混匀后小心加于 1 份 A 液（大鼠外周血白细胞分离提取试剂盒中的 A 液）之液面上。

（3）1800r/min 离心 25min。此时离心管中由上至下细胞分四层：第一层为血浆层，第二层为环状乳白色的单个核细胞层，第三层为略带混浊的分离液层（富集一定量的中性粒细胞），第四层为红细胞层。

（4）弃去第一层（血浆层）及第二层（单个核细胞层），收集第三层（分离液层）和第四层（红细胞层），放入含细胞洗涤液 10ml 的试管中，充分混匀后，1800r/min 离心30min。

（5）沉淀经 1 次洗涤后加入 3 ～ 5 倍细胞体积的红细胞裂解液，轻轻吹打混匀，裂解 1 ～ 2min。以 1400r/min 离心 5min。例如细胞沉淀的体积为 1ml，则加入 3 ～ 5ml 的红细胞裂解液（本步骤宜在室温约 4℃时操作）。

（6）再经 3 次洗涤（以洗涤液，或 PBS 或无血清培养基，1400r/min 离心 5min）去除红细胞内容物和碎片后取沉淀细胞即为所需中性粒细胞。

3. 趋化能力检测

（1）准备、加样

1）将纯化后的中性粒细胞溶在无血清培养基中，细胞计数，调整细胞浓度为 5×10^5/ml，备用。

2）将 48 孔趋化板（图 5-1）的趋化小室（将趋化小室 A 设为常氧组，趋化小室 B 设为低氧组）底层板放水平台上，品牌标记位于右下方。

3）将稀释好后预温的样品（22% 胎牛血清）加入孔中，使液面微微隆起，每孔 28μl，每个样品 3 个复孔。

4）铺上硅胶垫，装上上层板，将硅胶垫上的品牌标记位置于右下方。装上螺丝，拧紧装置。

5）加入细胞，将已稀释好的细胞悬液加入上层小孔中，每孔 50μl，加样时微量加样器吸头贴着小孔壁，吸头末端恰好位于滤膜稍上方，垂直快速加样，避免产生气泡。

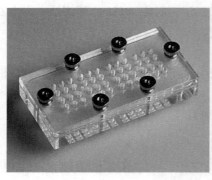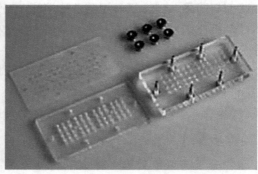

图 5-1　48 孔趋化板及其组件

（2）孵育：将趋化小室 A 放入 37℃ 5% CO_2、21% O_2 孵箱中，趋化小室 B 放入 37℃ 5% CO_2、1% O_2 孵箱中孵育 30min。

（3）取出滤膜、清洗、染色

1）取出滤膜，拧下螺帽，将整个趋化小室倒置，托着上层板的四角，卸下下层板。

2）PBS 清洗卸下的趋化小室，刮掉上层细胞，迁移细胞现位于滤膜朝上的一面，此面称为细胞面，另一面称为非细胞面，用镊子夹起滤膜在有 PBS 的平皿中沾湿非细胞面。

3）用细胞刮刀刮去非细胞面上的细胞。悬挂晾干。

4）固定：将滤膜浸入含 95% 乙醇溶液平皿中固定 15min。

5）PBS 洗滤膜 3 次（每次 2min），蒸馏水洗 3 次（每次 2min）。

6）HE 染色（苏木精-伊红试剂染色 10min，蒸馏水清洗 2min，清水清洗 10min，蒸馏水漂洗 3s；伊红溶液染色 2min，75% 乙醇溶液浸泡 2min，95% 乙醇溶液溶液 2min，洗 2 次，无水乙醇 2min 洗 3 次），染色和清洗完毕后悬挂晾干。

7）中性树胶封片固定。

（4）计数与计算：光学显微镜下观察，计算穿过的白细胞数量，每孔随机选 4 个高倍视野，取平均值，最后将数据转换为趋化指数（chemotatic index，CI，指低氧组细胞数与常氧组细胞数的比值）进行统计学比较。

【结果记录】

将实验结果记录于表 5-6 中。

表 5-6　低氧暴露对白细胞的影响

组别	常氧组	低氧组
CI		

【结果分析】

动物暴露于低压性低氧环境中，由于低氧的直接作用或者呼吸道、消化道，屏障功能减弱，细菌等病原微生物侵入，激活白细胞。另外，低氧暴露后体内其他细胞（包括坏死细胞）也可分泌或释放出介质，间接激活白细胞，引起趋化受体表达上调。同时低氧暴露时血管内皮细胞黏附分子表达也上调，肺、脑等组织中趋化因子产生增多，因而白细胞与血管内皮细胞的黏附率增加，白细胞趋化能力增强，浸润于组织中的白细胞也增多。进入组织中的白细胞在急性低氧损伤、组织修复与重塑中发挥十分重要的作用。

【注意事项】

1. 细胞在进行趋化实验时，须提前将用于趋化的溶液进行预温。

2. 将趋化液加入孔中时，要使液面微微隆起，螺丝要拧紧。

3. 加入细胞悬液时微量加样器吸头贴着小孔壁，吸头末端恰好位于滤膜稍上方，垂直快速加样，避免刺穿趋化膜，产生气泡。

（李晓栩）

实验七　高原低氧对白细胞流变学特性的影响

【实验目的】

观察急、慢性低氧暴露后白细胞流变学的变化特点。

【实验原理】

白细胞流变学主要研究白细胞在各种病理生理刺激下变形的特点以及与结构的关系、白细胞被活化后变形性和黏附性的变化及在此过程中释放的活性物质对组织的损伤，白细胞聚集性、黏弹性、脆性等特点。

【实验对象】

180 ~ 220g SD 大鼠，雄性。

【试剂器械】

1. 试剂与药品　15% 氨基甲酸乙酯溶液、5% 葡萄糖溶液、75% 乙醇溶液、生理盐水、0.5% 肝素生理盐水、人工脑脊液（CSF）（成分为 Na^+ 3.60g、K^+ 0.12g、Ca^{2+} 0.05g、Mg^{2+} 0.02g、Cl^- 4.92g、HCO_3^- 1.50g、葡萄糖 0.67g、尿素 0.40g，定容到 1000ml，冰箱内保存，使用前加温至 37℃）等。

2. 设备与器械

（1）手术操作系统：手动变焦解剖显微镜、生物显微镜（显微镜经改装后变焦距离扩大，可放置成年大鼠，显微镜两侧安装大鼠头部固定器，固定器可保证颅骨处于水平位置）、小动物立体定向仪、解剖显微镜、100W 卤素照明灯、双导光纤冷光源照明系统。

（2）显微镜摄录像系统：高分辨率彩色摄像头、时间字符发生器、录像机和彩色监视器。

（3）图像测量系统：细胞图像处理系统（画面取样器可冻结任一感兴趣的图像，录像带上的时间显示有助于迅速找到所需的画面）。

（4）动脉导管、Y形气管导管、动物呼吸机、载玻片、低压舱、恒温观察槽、血气分析仪、常规手术器械等。

【观察指标】

微循环中大鼠白细胞的流变学行为。

【实验步骤】

1. 肠系膜微循环中白细胞流变学行为的实验研究

（1）动物分组与低氧处理：大鼠称重，并将SD大鼠随机分为平原对照组、急性低氧组与慢性低氧组（各6只）。急性低氧组和慢性低氧组分别置于模拟海拔5000m的低压舱内连续饲养3d和28d，平原对照组置于舱外饲养。大鼠腹腔注射15%氨基甲酸乙酯溶液（1ml/l00g）以麻醉。使用0.5%肝素生理盐水抗凝，行颈动脉插管监测大鼠血压，行颈外静脉插管输液（5%葡萄糖溶液2ml/h）。行气管插管，用动物呼吸机机械通气（呼吸比1.5 : 1，呼吸80～90次/min，潮气量3～4ml）。手术完毕大鼠稳定30min后，通过动物呼吸机分别吸入10% O_2 + 90% N_2 或5% O_2 + 95% N_2 混合气体，复制中、重度急性低氧模型。抽血并使用血气分析仪监测大鼠低氧效果。

（2）肠系膜实验观察：大鼠仰卧位固定于手术台上，用75%乙醇溶液腹部消毒，沿腹正中线做3cm切口，开腹后找到盲肠，沿盲肠游离端所指方向轻轻将一段回肠及肠系膜拉出腹外，将肠系膜仔细平铺于恒温观察槽上，小心盖上载玻片，恒温观察槽内以37℃生理盐水恒温灌流。于40倍生物显微镜下找到清晰的微动脉（直径小于30μm）和微静脉（直径小于30μm），通过显微镜摄/录像系统记录白细胞滚动状态，观测过程中不断向肠系膜上滴加37℃生理盐水，整个实验操作在22～26℃下进行。

（3）数据分析白细胞滚动数、滚动速度：通过录像带回放在细胞图像处理系统上的分析数据，选择无分支、长度100μm、直径小于30μm的微血管进行数据的计算和统计白细胞滚动数（个/min）、滚动速度（μm/s）。将沿着血管壁以低于血流速度移动的白细胞定义为滚动的白细胞，白细胞滚动数为单位时间内通过微血管内一固定点的滚动白细胞个数，测定白细胞滚动通过固定长度（100μm）的微血管所需的时间，计算其滚动速度，白细胞测试个数不少于30个。

（4）白细胞黏附数：将附于血管壁不再滚动、时间超过60s的白细胞定义为黏附性白细胞（AL），通过细胞图像处理系统统计一定时间单位长度血管内白细胞黏附的数量。

（5）白细胞-内皮细胞接触时间（RLECT）的计算：微血管内的白细胞，根据其分布状态可分为3类：①和血流中红细胞滚动速度相似的中央轴流白细胞（CL）。CL滚动较快，位于轴流，没有和内皮细胞接触，因此，它和血管内皮细胞接触时间为零或可以忽略不计，这类白细胞由于滚动较快而无法分辨，又称为不可见白细胞。②沿血管壁慢速滚动的滚动白细胞（RL）。RL沿管壁滚动，速度比红细胞慢得多，在图像上表现为清晰可见的亮点移动。在滚动的过程中它和内皮细胞发生相互作用，其作用程度可定量地用滚动RLECT来表示。假设一个黏附于血管壁滚动白细胞，通过观察点的速度为 v，那么它和单位长度（1μm）血管内皮细胞接触的时间为 $1/v$。如在观察的单位时间内（1min）内有 n 个可见白细胞流过，计算它们和单位长度血管内皮细胞发生接触作用的时间公式为：RLECT $= 1/v_1 + 1/v_2 + \cdots + 1/v_n$。③黏附于血管壁不再移动的 AL。AL 的图像特征为位于血管内的近似圆形的不动的亮点，由于在单位时间（60s）内一直和内皮细胞发生黏附，所以在采样时始终和内皮细胞发生作用。AL 和内皮细胞发生作用的程度可用一定长度的血管壁上黏着的白细胞数来表示。假定在纵长为 L 的血管内皮上有 M 个白细胞黏着，那么单位时间内（60s）附壁白细胞和单位长度的血管内皮细胞的作用时间的计算公式为：ALECT $= 60/L \times M$。黏附性白细胞-内皮细胞接触时间（ALECT）定量地反映了 AL 和内皮细胞的作用程度。总之，血流中所有白细胞和内皮细胞的作用程度，可定量地用总体白细胞-内皮细胞接触时间（TLECT）来表示（TLECT $=$ RLECT $+$ ALECT）。

2. 软脑膜微循环中白细胞流变学特性的实验研究

（1）动物分组与低氧处理：SD 大鼠随机分为平原对照组、急性低氧组与慢性低氧组（各 10 只）。

1）平原对照组：在常氧状态下完成实验，动物手术后稳定 30min。

2）急性低氧组：置于模拟海拔 5000m 的低压舱内连续饲养 3d，出舱后立即进行手术，手术过程尽可能迅速，术后稳定 30min 后由动物呼吸机吸入低氧混合气体 30 ～ 60min，同时监测血压、呼吸及心率。

3）慢性低氧组：置于模拟海拔 5000m 的低压舱内连续饲养 28d，其余实验操作同急性低氧组。

（2）颅骨窗制备：大鼠经 10% 氨基甲酸乙酯溶液腹腔麻醉后被剃去颅骨顶部毛，俯卧位固定在头颅固定架上。沿中线剃去其 1 条皮肤（从顶间骨至额骨），在骨膜下先注入生理盐水，然后去除骨膜。用手术刀刮磨右顶骨，由于高温可损伤软脑膜血管，使其反应性降低，所以每次刮骨时间不宜太长。其间用生理盐水冲洗骨面降温，消毒纱布挤压止血。颅骨快刮透时，频用解剖镊轻压骨片，估计残留骨的厚度。当骨片四边均能在压力作用下下陷时，在解剖显微镜下用针灸针将骨片撬起，用解剖镊将骨片拿走，同时将颅骨内板拿走或撬离脑表面，吸水纸擦干颅骨表面。用骨腊彻底止血，生理盐水冲洗，待无任何出血点后在解剖显微镜下用解剖镊小心地除去硬脑膜和蛛网膜。

先用针灸针将暴露区中、下部硬脑膜和蛛网膜挑离脑表面，再用解剖镊夹住，撕开一条裂缝，该处硬脑膜和软脑膜血管较少，然后用解剖镊扩大裂口。为夹起硬脑膜缘，用一根极细的光滑玻璃棒将硬脑膜缘推离脑表面，减少脑皮质损伤。

（3）软脑膜微血管观测：40 倍生物显微镜下找到清晰的软脑膜微动脉（直径＜ 30μm）和微静脉（直径＜ 30μm），显微镜摄/录像系统记录白细胞滚动状态，实验系统最终放大倍数约为 3 000 倍。观测过程中不断向软脑膜滴加人工 CSF，实验温度 25℃ ±1℃。

3. 数据分析　通过录像带回放在细胞图像处理系统上的数据，分析白细胞滚动数、白细胞滚动速度、白细胞黏附数、RLECT、ALECT 及 TLECT。

【结果记录】

将实验结果记录于表 5-7。

表 5-7 低氧暴露对白细胞的影响

微循环	实验分组	白细胞滚动数（个/min）	白细胞滚动速度（μm/s）	白细胞黏附数（个）	RLECT	ALECT	TLECT
肠系膜微循环	平原对照组						
	急性低氧组						
	慢性低氧组						
软脑膜微循环	平原对照组						
	急性低氧组						
	慢性低氧组						

【结果分析】

动物暴露于低压性低氧环境中，由于低氧的直接作用或者呼吸道、消化道屏障功能减弱，细菌等病原微生物侵入，激活白细胞。急、慢性低氧状态下白细胞黏附分子表达、细胞骨架（微丝）数量和构型发生变化及膜流动性发生改变。同时，局部微环境中相关分子表达亦出现变化，如血管内皮细胞黏附分子表达上调，NO 产量减少。这些因素使得急、慢性低氧下肠系膜、软脑膜微循环中白细胞流变学发生改变，表现为白细胞滚动数增加，白细胞滚动速度降低，白细胞黏附数增加，白细胞-内皮细胞接触时间增加，从而在低氧损伤、组织修复与重构中发挥重要作用。

【注意事项】

1. 由于大鼠脑膜很薄，和脑表面接触紧密，除去硬脑膜和蛛网膜难度极大，要挑起并拿走硬脑膜而不损伤脑皮质极难。在脑表面，某些部位软脑膜和蛛网膜粘连，此时要拿走硬脑膜、蛛网膜而不损伤软脑膜血管几乎不可能。

2. 硬脑膜打开后，脑组织会膨出，因此，打开硬脑膜的整个过程要尽可能快速完成。软脑膜一旦暴露，迅速用人工 CSF 冲走从硬脑膜缘或软脑膜血管流出的血液，以免软脑膜被血液覆盖，在实验过程中不断向软脑膜滴加 37℃的人工 CSF，使其保持湿润。

（阳一栋 黄 绒）

实验八 低氧对白细胞与血管内皮细胞黏附的影响

【实验目的】

1. 复制低氧性白细胞-血管内皮细胞黏附模型。
2. 观察不同低氧暴露时间下白细胞-血管内皮细胞黏附率的变化。

【实验原理】

低氧暴露下，坏死的血管内皮细胞可分泌或释放出炎症介质，间接激活多形核嗜中性粒细胞（polymorphonuclear neutrophil，PMN），引起 PMN 黏附分子表达增多。同时，低氧也可上调血管内皮细胞黏附分子表达。

【实验对象】

（18～20g C57BL/6 小鼠，雄性）脐静脉内皮细胞。

【试剂器械】

1. 试剂与药品 percoll 细胞分离液（经过聚乙烯吡咯烷酮处理的硅胶颗粒混悬液）、平衡盐溶液（Hank's 液）、肝素钠、生理盐水、氯化钠、锥虫蓝染色液、10% 胎牛血清、1% 青霉素/链霉素溶液、PBS、胰蛋白酶（消化液）、2mol/L L-谷氨酰胺等。

2. 设备与器械 离心机、低糖培养基、无血清培养基、细胞培养板、细胞培养箱、细胞计数板、低氧工作站（或低氧培养箱）、显微镜、无菌操作台、血细胞计数器等。

【实验步骤】

1. 小鼠 PMN 分离

（1）取 9 份 percoll 细胞分离液加入 1 份 8.8% 氯化钠溶液，摇匀，配成等渗 percoll 细胞分离液。

（2）然后用 0.15mol/L 的生理盐水配成比重分别为 1.07、1.09 的 A 液、B 液。

（3）取 10ml 离心管，先加 B 液 1ml，然后在其液面上小心缓加 A 液 1ml，最后加肝素钠稀释小鼠血 5ml（1ml 血用 100U 肝素钠抗凝）。

（4）室温 1500r/min 离心 20min。

（5）取 PMN 层，加入蒸馏水摇匀以裂解残存的红细胞，数秒后，加入等量 1.8% 氯化钠溶液摇匀。

（6）离心机离心（1000r/min）后，将细胞沉淀重悬在 1ml Hank's 液中。取样作吉姆萨染色，PMN 比例＞95%，锥虫蓝染色后检查活细胞比例＞90% 者备用。

2. 小鼠脐静脉内皮细胞(mouse umbilical vein endothelial cell，MUVEC)与小鼠 PMN 培养 MUVEC 采用含 10% 胎牛血清和 1% 青霉素/链霉素溶液的低糖培养基进行传代培养，小鼠 MUVEC 在 37℃（5% CO_2+21% O_2）细胞培养箱中培养。小鼠 PMN 在添加 2mol/L L-谷氨酰胺和 10% 胎牛血清的无血清培养基中生长。

3. 设置低氧环境 细胞低氧处理时，将细胞培养板放置于接有 CO_2、H_2 和 N_2 的低氧工作站（或低氧培养箱），设定 O_2 含量为 1%（5% CO_2+10% H_2+84% N_2），低氧暴露 0h、3h、6h、12h、24h、48h 后，取出进行后续实验。

4. MUVEC 与白细胞黏附分析

（1）MUVEC 消化：当 MUVEC 生长至 80% 汇合时开始传代，具体步骤如下，用消毒的 0.1mol/L PBS 清洗细胞两遍，加入消化液覆盖细胞表面，弃去消化液，于无菌操作台室温孵育 1～2min，倒置显微镜下观察细胞形态，当细胞开始收缩变圆并脱壁后，加入 10% 胎牛血清的低糖培养基终止消化，制成单细胞悬液。

（2）细胞计数与接种：取适量细胞悬液接种至新的细胞培养板。细胞消化至收集单细胞悬液，使用细胞计数板计数 8 个中方格（0.1mm³）细胞数，并求平均值。其中 MUVEC 接种密度分别为：6 孔板（5×10⁵ 个细胞 / 孔）、12 孔板（2.5×10⁵ 个细胞 / 孔）、24 孔板（1.25×10⁵ 个细胞 / 孔）、96 孔板（2×10⁴ 个细胞 / 孔），然后放入细胞培养箱中孵育 24 小时，PMN 接种密度分别为：6 孔板（10⁵/ 孔）、12 孔板（5×10⁴/ 孔）、24 孔板（2.5×10⁴/ 孔）、

96 孔板（$4×10^3$/ 孔），按上述密度添加小鼠 PMN 至 MUVEC 中。

（3）黏附率的测定：1h 后，用细胞计数仪，首先计数加入的 PMN 数量，然后计数与 MUVEC 共同孵育后培养基中悬浮 PMN 数量，两者之差即为黏附的 PMN 数量，用黏附的 PMN 数量除以加入的总 PMN 数量即为黏附率，黏附率 ≥ 0 即为阳性；用"+"表示，黏附率 < 0 为阴性，用"−"表示。

【实验结果】

将实验结果记录于表 5-8 中。

表 5-8　低氧对白细胞与血管内皮细胞黏附的影响

低氧暴露时间（h）	悬浮 PMN 数量（$×10^5$）	总 PMN 数量（$×10^5$）	黏附率（%）

【结果分析】

低氧可以诱导大量炎症细胞在血管壁聚集，包括白细胞-血管内皮细胞黏附。同时也有大量细胞黏附分子 - 趋化因子以及细胞因子表达上调，进一步激活炎症细胞产生炎症反应。

【注意事项】

1. 无毒和无菌操作，防止污染。
2. 及时更换 CO_2 与 N_2，避免低氧工作站运转过程中报警及失灵。

（殷　骏　黄　绒）

第六章　高原低氧对神经内分泌系统的影响

实验一　高原低氧暴露对大鼠空间学习记忆的影响
（Morris 水迷宫）

【实验目的】

1. 复制急性高原低氧大鼠空间学习记忆损伤模型。

2. 观察急性高原低氧对大鼠大脑空间学习记记的影响。

【实验原理】

虽然大鼠是天生的游泳健将，但是它们却厌恶处于水中的状态，同时游泳是十分消耗体力的运动，它们将本能地寻找水中的休息场所。寻找休息场所的行为涉及一个复杂的记忆过程，涵盖从收集与空间定位有关的视觉信息，到对这些信息进行处理、整理、记忆、加固、取出，再到成功地航行并找到隐藏在水中的站台，最终从水中逃脱等一系列行为。大脑的正常运转需要消耗机体约 20% 的氧气，因此中枢神经系统对高原低氧环境尤其敏感。研究表明，长期或者短期暴露于高原低氧环境中，均能够引起大鼠海马体的氧化应激损伤，导致记忆损伤。

通过比较平原和急性低氧大鼠在平台象限停留时间、停留距离、穿越平台次数等指标，了解高原低氧环境对大鼠空间学习记忆的影响。

【实验对象】

180 ～ 220g SD 大鼠，雄性。

【试剂器械】

1. 试剂　黑色食用染料。

2. 设备与器械　莫里斯（Morris）水迷宫、低压舱、电子秤等。

【观察指标】

1. 定位航行实验大鼠潜伏期和距离。

2. 高原低氧暴露前空间探索性实验大鼠平台滞留时间、距离和穿越平台次数。

3. 高原低氧暴露后空间探索性实验大鼠平台滞留时间、距离和穿越平台次数。

【实验步骤】

1. 适应环境训练　将 40 只实验大鼠适应性饲养 2d，设置 Morris 水迷宫（图 6-1）相关参数，于 Morris 水迷宫适应游泳 1min（水温 37℃）。

2. Morris 定位航行实验　将大鼠从 4 个不同象限头朝池壁放入水池，次序随机，连续训练 8d，每天 4 次，训练时间固定，早上和下午各 2 次。记录大鼠寻找平台的时间和距离，即潜伏时间和潜伏距离。如果超过 60s 大鼠未寻找到平台，则引导大鼠至平台并

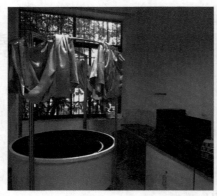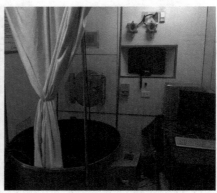

图 6-1　Morris 水迷宫类型

停留 20s，每次实验结束后用毛巾擦干大鼠后放进笼中。

3. 分组前 Morris 水迷宫空间探索性实验　设置 Morris 水迷宫相关参数，水温 37℃。将水迷宫平台撤去，在高原低氧暴露前，将训练合格的大鼠（定位航行实验逃避潜伏期 10s 内）在同一象限放入 Morris 水迷宫中，记录 1min 内大鼠在目标平台象限停留时间、停留距离和穿越平台次数。

4. 动物分组　将已通过以上两实验的大鼠随机分为平原对照组和高原低氧组。将高原低氧组置于模拟海拔 6100m 的低压舱内连续饲养 7d，平原对照组置于舱外饲养。

5. 分组后 Morris 水迷宫空间探索性实验　设置 Morris 水迷宫相关参数，水温 37℃。将水迷宫平台撤去，记录两组实验大鼠在 1min 内目标平台象限停留时间、停留距离和穿越平台次数。

【结果记录】

将实验结果记录于表 6-1、表 6-2 中。

表 6-1　大鼠定位航行实验潜伏时间与距离

观察指标	第1天	第2天	第3天	第4天	第5天	第6天	第7天	第8天
潜伏时间（s）								
潜伏距离（m）								

表 6-2　不同分组环境对大鼠空间学习记忆的影响

观察指标	平原对照组	高原低氧组
平台象限停留时间（s）		
平台象限停留距离（m）		
穿越平台次数（次）		

【结果分析】

大鼠暴露于高原低氧环境中造成海马体的氧化应激损伤，导致记忆损伤，因此高原低氧组动物记忆能力明显减弱，空间导航所需时间变长，非目标平台象限停留时间和穿越次数增多。

【注意事项】

1. 每天在固定时间测试定位航行与空间探索，操作应轻柔，避免对大鼠不必要的应激刺激，实验过程保持水温37℃，实验人员、实验室灯光和环境布局不变。

2. 当与其他同类实验相比较时，要注意到动物的性别、品系、游泳池的尺寸和水温等多种因素对实验结果的影响。此外，当以游泳速度作为观察指标时，要考虑到动物的体重、年龄以及骨骼肌发育状况等对游泳速度可能造成影响。

3. 实验动物颜色为白色时，选用黑色食用染料对水染色，实验动物为黑色时，选用脱脂奶粉等对水染色，并注意水质的腐败现象。

4. 注意不同训练季节对大鼠空间学习记忆的影响。

（黄　缄　矫　力）

实验二　高原低氧暴露对大鼠应激系统的影响

【实验目的】

1. 观察急性高原低氧暴露对大鼠蓝斑-交感-肾上腺髓质轴的影响。

2. 观察急性高原低氧暴露对大鼠下丘脑-脑垂体-肾上腺皮质轴的影响。

【实验原理】

无论长期居住于高原或短期进入高原，机体蓝斑-交感-肾上腺髓质轴、下丘脑-脑垂体-肾上腺皮质轴均出现明显的应激反应，并在代偿反应、抗损伤反应等各种高原低压性低氧反应中发挥重要的调节作用。

采用双抗体夹心法测定大鼠血清中肾上腺素（epinephrine，EP）、去甲肾上腺素（noradrenaline，NA）、促肾上腺皮质激素释放激素（corticotropin releasing hormone，CRH）、促肾上腺皮质激素（adrenocorticotropic hormone，ACTH）、睾酮（testosterone，T）、皮质酮（corticosterone，CORT）。单抗分别包被于酶标板上，标准品和样品中的待测指标与单抗结合，让标本中的抗原与固相载体上的抗体相结合，形成固相抗原抗体复合物，再分别加入生物素化的抗大鼠CRH、ACTH、T、CORT，辣根过氧化物酶（HRP）标记的链霉抗生物素蛋白（streptavidin）与生物素结合，加入底物工作液显蓝色，最后加终止液（硫酸），在450nm处测光密度（OD）值，待测指标浓度与OD值成正比，可通过绘制标准曲线求出标本中待测指标浓度。

【实验对象】

180～220g SD大鼠，雄性。

【试剂器械】

1. 试剂与药品　NA、EP、CRH、ACTH、T、CORT酶联免疫吸附测定（ELISA）试剂盒，15% 氨基甲酸乙酯溶液，PBS等。

2. 设备与器械　酶标仪、洗板机、恒温培养箱、离心机、移液枪（20～200μl）、匀浆器、多功能监护仪、电热恒温鼓风干燥箱、连续分液器（0.1～50ml）、血糖仪、低压舱等。

【观察指标】

1. 蓝斑-交感-肾上腺髓质系统　血清与脑组织中 EP、NE 水平。

2. 下丘脑-垂体-肾上腺皮质系统　血清与脑组织中 CRH、ACTH、CORT、T 水平，血糖。

3. 一般指标　心率、血压、血氧饱和度。

【实验步骤】

1. 低氧处理　将 SD 大鼠置于模拟海拔 5000m 的低压舱内连续饲养 0h、4h、12h、24h、48h、96h、168h。

2. 标准品溶液配制　使用前标准品加入 1ml 蒸馏水混匀，配成 200ng/ml 的溶液。设标准管 8 管，第 1 管加标本稀释液 900μl，第 2 至第 7 管均加入标本稀释液 500μl。在第 1 管中加入 200ng/ml 标准品溶液 100μl，混匀后用移液器吸取 500μl，移至第 2 管。如此反复作对倍稀释，从第 7 管中吸取 500μl 弃去。第 8 管为空白对照。10× 标本稀释液用蒸馏水作 1∶10 稀释（如 1ml 浓缩稀释液 + 9ml 蒸馏水）。洗涤液则用重蒸水 1∶20 稀释（如 1ml 浓缩洗涤液 + 19ml 重蒸水）。

3. 取材

（1）血清指标检测：15% 氨基甲酸乙酯溶液（1ml/100g）腹腔麻醉大鼠后，鼠尾静脉取血 0.5ml，室温血液自然凝固 10 ~ 20min 后，离心 20min 左右（3000r/min），收集上清液。如有沉淀形成，则再次离心，激素类标本添加抑肽酶。离心后分装，待检测指标（EP、NE）各取一份标本进行检测，剩余标本冷冻保存备用。

（2）脑组织指标检测：15% 氨基甲酸乙酯溶液（1ml/100g）腹腔麻醉大鼠后，迅速将大鼠脑组织剥出，并在冰盒上找到下丘脑，称取重量。加入一定量的 PBS，PBS 中可加入 50U/ml 的抑蛋白酶多肽（aprotinin）。用匀浆器将标本匀浆充分，离心 20min 左右（3000r/min），离心后标本于 –70℃保存。分装后待检测指标（CRH、ATCH、CORT、T）各取一份标本进行检测，剩余标本冷冻保存备用。

4. 检测程序

（1）加样：用连续分液器每孔各快速加入标准品或待测样品 100μl，混匀分平置于恒温培养箱中 37℃孵育 120min。

（2）洗板：用洗涤液将反应板充分洗涤 4 ~ 6 次，用滤纸擦去多余水分。

（3）每孔中加入相应一抗，平放于恒温培养箱中，37℃孵育 60min，洗板同前。

（4）每孔加酶标抗体工作液 100μl。将反应板置 37℃ 30min，洗板同前。

（5）每孔加入底物工作液 100μl，置 37℃暗处反应 15min。

（6）每孔加入 100μl 终止液混匀。30min 内用酶标仪在 450nm 处测 OD 值。

5. 结果计算与判断

（1）所有 OD 值减除空白值后再行计算。

（2）以标准品为横坐标，OD 值为纵坐标，在坐标纸上作图，绘制标准曲线。

（3）根据样品 OD 值在该曲线图上查出相应待测指标（NE、EP、CRH、ATCH 等）含量。

6. 其他指标　采用多功能监护仪持续监测实验大鼠血压、心率、心电图和血氧饱和度。用血糖仪检测实验大鼠血糖。

【结果记录】

将实验结果记录于表 6-3 中。

表 6-3　低压性低氧暴露对应激系统的影响

检测指标	低氧暴露时间（h）						
	0	4	12	24	48	96	168
心率（次/min）							
血压（mmHg）							
血氧饱和度（%）							
血清 EP（ng/ml）							
血清 NE（ng/ml）							
脑组织 CRH（ng/mg）							
脑组织 ATCH（ng/ml）							
脑组织 CORT（μg/ml）							
脑组织 T（ng/ml）							
血糖（mmol/L）							

【结果分析】

低氧暴露后应激系统状态整体呈兴奋状态。低氧应激首先引起蓝斑 - 交感 - 肾上腺髓质轴的强烈兴奋。导致儿茶酚胺（CA）分泌增多，进而引起系列内分泌代偿反应，交感神经活性增加和肾上腺髓质分泌增多；下丘脑 - 脑垂体 - 肾上腺皮质轴也迅速激活，CRH 和 ACTH 等激素分泌均增加，以促进高原习服。

【注意事项】

1. 对血清来说，室温血液自然凝固（10 ~ 20min），离心 20min 左右（2000 ~ 3000r/min）。仔细收集血清上清液，保存过程中如出现沉淀，应再次离心。对血浆来说，NA 试剂盒应根据标本的要求选择 EDTA 或柠檬酸钠作为抗凝剂，混合 10 ~ 20min 后，离心 20min 左右（2000 ~ 3000r/min）。仔细收集血浆上清液，保存过程中如有沉淀形成，应再次离心。

2. 标本冰上融化后注意保持 2 ~ 8℃的温度。加入一定量的 PBS（pH 7.4），用手工或匀浆器将标本匀浆充分。标本采集后尽早进行提取，提取按相关文献进行，提取后应尽快进行实验。若不能马上进行实验，可将标本放于 –20℃保存，但应避免反复冻融。

3. 不能检测含 NaN_3 的样品，因 NaN_3 抑制辣根过氧化物酶的活性。

（黄 缄 矫 力）

实验三　高原低氧暴露对小鼠工作记忆的影响（八臂迷宫）

【实验目的】

通过八臂迷宫观察高原低氧暴露对小鼠工作记忆的影响。

【实验原理】

　　大量研究表明在低氧条件下大脑的神经元、星形胶质细胞、小胶质细胞等都受到不同程度的损伤或激活,从而影响大脑的功能。其中最为重要的是对工作学习记忆的影响。本实验将用八臂迷宫的方法检测低氧暴露对小鼠工作记忆的影响。八臂迷宫(8-arm radial maze),又称为放射臂迷宫(radial arm maze),是实验室用来评价动物学习记忆最为常用的模型之一。它由一个中央平台和从平台放射出来的八个完全相同的臂组成(图6-2)。它的基本原理是控制进食的动物受食物的驱使对迷宫各臂进行探究,动物经过一定时间的训练后可记住食物在迷宫中的空间位置。该方法可同时测定动物的工作记忆和参考记忆。

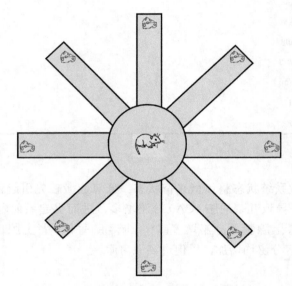

图 6-2　八臂迷宫检测小鼠工作记忆示意图

【实验对象】

　　18 ～ 20g C57BL/6 小鼠,雄性。

【设备器械】

　　低压舱、八臂迷宫。

【观察指标】

　　1. 工作记忆错误　在同一次训练中动物再次进入已经吃过食物的臂,则记为一次错误。

　　2. 测试时间　动物吃完所有食物所花的时间。

　　3. 总入臂次数　动物进入臂的总次数。

【实验步骤】

　　1. 取 20 只 C57BL/6 小鼠随机分成平原对照组与高原低氧组。

　　2. 两组动物适应实验环境7d,其间小鼠被限制进食,每天给予正常需要食物量的50%,以使体重保持在正常进食小鼠的 80% ～ 85%。这样的体重和食物一直维持到实验结束。

3. 实验第 1 ～ 2d 将少量食物散乱地放入每个臂和中央区域。同时将小鼠置于迷宫中央，将通往各臂的门打开，让其自由摄食、探究 10min。该步骤的目的是让小鼠熟悉迷宫环境。

4. 实验第 3d 对小鼠进行单个训练。在每个臂靠近外端食盒处各放少量食物，让小鼠自由摄食。食物吃完或未吃完 10min 后人为将小鼠取出，同时记录工作记忆错误次数。

5. 实验第 4d 重复第 3d 的训练，每天训练 2 次，每次训练间隔 1h 以上。

6. 实验第 5d，当连续 5 次训练的工作记忆错误为 0 时，将高原低氧组小鼠放入模拟海拔 8000m 的低压舱中缺氧 2d，平原对照组在平原饲养 2d。

7. 2d 后，高原低氧组在模拟海拔 5000m 的低压舱中进行八臂迷宫测试，而平原对照组在平原测试。同时记录工作记忆错误次数、总入臂次数和测试时间，将实验结果记录在表 6-4 中，并计算工作记忆错误频率（%）与平均探究时间。

$$工作记忆错误频率 = 工作记忆错误次数/总入臂次数 \times 100\%$$
$$平均探究时间 = 测试时间/总入臂次数$$

【结果记录】

表 6-4　低氧暴露对小鼠工作记忆的影响

组别	工作记忆错误次数	总入臂次数	测试时间
平原对照组			
高原低氧组			

【结果分析】

此实验以工作记忆错误频率来评价工作记忆。同时，可以通过计算平均探究时间作为评价一般运动活性的指标。实验表明，低氧时小鼠工作记忆错误频率显著增高。

【注意事项】

1. 迷宫周围的任何一件物品均可被小鼠用来作为空间定位的标志。去除或移动这些标志可能使小鼠操作困难并降低迷宫臂选择的准确性。

2. 对迷宫或观察者的恐惧、小鼠探究习性及已知放在迷宫臂内食物的驱使是影响八臂迷宫实验的主要因素。恐惧因素过强或缺乏对食物的渴求会使小鼠始终停留在迷宫的某一个地方而不去探究。可以通过增加对小鼠的抚摸减少小鼠的恐惧。必要时加高迷宫臂的侧墙也可以减少小鼠的恐惧。当食物的驱使作用不足时，可减少喂食量。

3. 应注意监测小鼠体重，在限制进食的同时，避免小鼠体重过低，以免小鼠因营养不良而患病，实验时应剔除状态不佳的小鼠。

（孙滨达）

实验四　高原低氧暴露对小鼠情景记忆（物体认知）的影响

【实验目的】

以新物体识别实验评价高原低氧暴露对小鼠情景记忆（物体认知）的影响。

【实验原理】

研究物体认知实验方法有新物体识别实验、物体位置识别实验、时序记忆实验和情景记忆实验。这四种实验均是基于动物自发行为，多模式、精细敏感的评价学习记忆研究的行为学实验方法。而新物体识别（novel object recognition，NOR）实验是实验室中评价动物认知能力较为常见的一种实验方法。1988年恩纳塞尔（Ennaceur）和德拉库尔（Delacour）根据啮齿动物天生喜欢接近和探索新物体的本能，首次报道了新物体与新位置识别实验，用于检测啮齿动物的空间记忆能力。

NOR实验是将动物放置在一个新物体识别实验装置方形盒里使其探索两个相同的物体，在规定的时间间隔之后再返回到装置中，使其探索一个熟悉的物体和一个新的物体，记录探索每一个物体的时间，主要用于评估工作记忆、注意力以及焦虑等。该实验设备简单，无须外部奖励或惩罚作为动力，实验时间短，也不需要进行食物剥夺，避免了长时间训练可能导致的对动物的影响，且动物体力消耗小、动物几乎无中途脱失及死亡，进入结果分析的数据较全面，广泛用于记忆神经生物学、脑损伤机制研究以及认知障碍防护措施等方面研究。

【实验对象】

18～20g C57BL/6小鼠，雄性。

【设备器械】

低压舱，新物体识别实验装置（包括正方形的盒子、视频采集装置及分析软件，小鼠的盒子是底面40cm×40cm的正方形，色泽银灰色，四壁高40cm）等。

【观察指标】

小鼠对新旧物体的探索次数、时间和距离。

【实验步骤】

1. 领取30只18～20g雄性C57BL/6小鼠，动物房适应性饲养3d。

2. 实验前将小鼠随机分为平原对照组和高原低氧组，每组各15只。

3. 在进行训练和测试前3d，每天抚摸实验小鼠1min，避免刺激小鼠，使其消除与实验者的陌生感。

4. 将高原低氧组小鼠放在模拟海拔6000m的低压舱内饲养2d，平原对照组在平原动物房内饲养2d。

5. 在进行训练或实验前3h，将小鼠放在测试的房间内，适应测试环境。

6. 开始训练时，高原低氧组在模拟海拔5000m的低压舱内开展，平原对照组在平原开展。将A、B两个物体放在一侧壁的左、右两端，小鼠背朝两物体放入场地内，并且小鼠鼻尖距离两物的长度要一致。小鼠放入10min，放入后立即开启视频采集装置，实验者立即离开测试房间，记录小鼠与这两个物体接触的情况，包括鼻子或嘴巴触及物体的次数和距离物体2～3cm范围探究的时间（前爪搭在物体上、鼻子嗅物体、舔物体等均属探究物体，摆个架势或爬到物体上不动不能算是对新物体的探究）。

7. 10min 结束后，立即将小鼠放回原来饲养的动物房内，待小鼠休息 1h 后再进行测试（此期间小鼠仍待在测试房间内）。

8. 待小鼠休息 1h 后开始测试，这时将场地内的 B 物体换作 C 物体，仍将小鼠背向两物体，鼻尖距两物体距离相同，观察 10min，开启视频采集装置，实验者离开测试房间，观察指标同上。主要观察小鼠对 C 物体的探究情况。

9. 待全部实验结束将小鼠送回原来的动物房中。

【结果记录】

观察并记录两组小鼠对新旧物体的探索次数、时间和距离。

【结果分析】

小鼠对新旧物体的探索次数、时间和距离，即小鼠在新、旧物体周围活动的探索次数、时间和距离。根据小鼠对新旧物体的探索时间，可以用偏好指数（preference index，PI）对结果进行展示。

$$PI = t_n/(t_n + t_f) \times 100\%$$

式中，t_n 为小鼠对新物体的探索时间，t_f 为小鼠对旧物体的探索时间。PI > 50% 说明小鼠对新物体有偏爱；PI=50% 说明小鼠对新物体和旧物体没有明显偏爱；PI < 50% 说明小鼠对旧物体有偏爱。

高原低氧暴露会导致小鼠认知能力减弱，具体表现在小鼠对新、旧物体的探索次数、时间和距离无差异。

【注意事项】

1. 实验室环境要求隔音，光强度和温、湿度适宜且两组实验环境保持一致。

2. 实验前需要对实验小鼠每天抚摸 1min 以减少非特异性应激刺激对实验小鼠的影响；实验前需要提前 3h 将小鼠带入测试房，降低小鼠对新环境的不安情绪。

3. 实验过程尽量是同一个人在每天的同一个时段来做。

4. 每次小鼠的放置位置尽量统一，背朝物体，且距两物体距离相等。

5. 下一只小鼠测试之前必须用乙醇溶液清洗实验设备，并用卫生纸擦拭干净，确保不留下上一只小鼠的排泄物和味道。

6. 实验使用的物体尽量为圆形，避免小鼠对有明显棱角的物体产生偏好，影响实验结果。

（徐　刚）

实验五　高原低氧暴露对小鼠空间参考记忆能力和工作记忆能力的影响（巴恩斯迷宫）

【实验目的】

巴恩斯迷宫评价高原低氧暴露对小鼠空间参考记忆能力和工作记忆的影响。

【实验原理】

评价大、小鼠学习和记忆能力的极为经典和常用的实验为迷宫类实验，根据其实验原理一般可分为水迷宫、电迷宫、食物迷宫等。结合其应用特点，如评价空间参考记忆、空间学习记忆和工作记忆等，使用比较多的为 Morris 水迷宫、Y 迷宫、T 迷宫、八臂迷宫和巴恩斯迷宫实验。而评价大、小鼠空间参考记忆能力和工作记忆能力常用巴恩斯迷宫实验（Barnes maze test）。

巴恩斯迷宫是美国学者卡洛·巴恩斯（Carol A. Barnes）1979 年发明，用于检测动物空间记忆的模型。与水迷宫和八臂迷宫类似，巴恩斯迷宫是基于啮齿动物避光喜暗且爱探究的特性而建立的。通过强光照射与噪声刺激迫使动物在规定时间内寻找指定位置孔洞下的暗箱，该暗箱称为目标箱，经过训练，动物学习并记忆目标箱的位置。

【实验对象】

18 ～ 20g C57BL/6 小鼠，雄性。

【试剂器械】

1. 试剂与药品　75% 乙醇溶液。

2. 设备与器械　低压舱，巴恩斯迷宫［由一个可旋转圆形平台（直径 122cm），视频采集装置和分析软件构成。平台周边有 40 个等距离圆洞，洞的直径分别为 5cm，其中一个洞（称为目标洞）与一暗箱（即目标箱）相连，其他圆洞则为空洞，不与任何物体相连，暗箱设置成抽屉式，便于从中取出动物，从平台表面看不见目标箱，迷宫抬高 140cm］等。

【观察指标】

小鼠探索目标洞的潜伏期，到达目标箱的潜伏期、总路程、速度和每只小鼠的错误次数。

【实验步骤】

1. 领取 30 只 18 ～ 20g 雄性 C57BL/6 小鼠，动物房适应性饲养 3d。

2. 实验前将小鼠随机分为平原对照组和高原低氧组，每组各 15 只。

3. 实验开始前 1d，将每只小鼠从目标洞置于目标箱内适应 4min。训练期设为 5d，每天 2 次，每次 30s。

4. 训练时，先将小鼠置于迷宫中央的罩子内（起始盒），10s 后移开罩子，此时计时，实验者回避，在电脑间观察（电脑操作台需要和巴恩斯迷宫隔开）。小鼠四肢均进入目标箱，则计为一次逃避，并让小鼠在目标箱内停留 30s。每一只小鼠一次最多观察 4min，4min 内如果小鼠找不到目标箱，则将小鼠从迷宫移开，放入目标箱内并停留 30s。利用这一间隙用 75% 乙醇溶液清洁迷宫。

5. 从第 2 次训练开始，每次训练之前将迷宫随机转动 1 至数个洞的位置，但目标箱始终固定在同一方位。这样做的目的是防止小鼠依靠气味，而非凭借记忆来确定目标洞的位置。

6. 第 4d 和第 5d 训练，高原低氧组小鼠在模拟海拔 5000m 的低压舱内进行训练，训练结束后将小鼠移至模拟海拔 6000m 的低压舱内继续饲养，平原对照组小鼠在平原训练。

7. 第 6d 开始测试,高原低氧组小鼠在模拟海拔 5000m 的低压舱内进行测试。平原对照组小鼠在平原测试。

8. 根据视频分析软件设置,记录两组小鼠探索目标洞的潜伏期、到达目标箱的潜伏期、总路程、速度和每只小鼠的错误次数。

【结果记录】

记录两组小鼠探索目标洞的潜伏期、到达目标箱的潜伏期、总路程、速度和每只小鼠的错误次数。

【结果分析】

高原低氧暴露会导致小鼠记忆力减弱,主要表现为小鼠成功获得一次逃避的错误次数比平原对照组增多,其次到达目标箱的潜伏期延长;探究任意洞的潜伏期可以延长,也可没有明显变化。记忆力增强则表现相反,即错误次数减少,到达目标箱的潜伏期缩短。

【注意事项】

1. 小鼠在迷宫遗留的气味对下一只小鼠的迷宫操作影响很大。因此,除在两次训练之间旋转迷宫外,还要用 75% 乙醇溶液清洁迷宫,以消除残留气味对下一只小鼠的导向作用。

2. 巴恩斯迷宫平台类似一个大敞箱,任何影响敞箱行为(自发活动)的因素(例如药物处理或基因改变)均可影响实验结果。

3. 品系差异问题。小鼠喜好探究的特性使其成为巴恩斯迷宫研究的理想动物,但不同品系的小鼠在该实验中的行为表现差别很大。例如,129S6 小鼠在巴恩斯迷宫中很少有探究行为,因而很难找到目标洞。而 C57BL/6 小鼠则有相当多的探究行为,适合巴恩斯迷宫实验。这一点在基因改变小鼠的记忆研究中尤其要注意。

(徐 刚)

实验六 高原低氧暴露对小鼠空间导航能力的影响（星迷宫）

【实验目的】

通过星迷宫实验观察高原低氧暴露对小鼠空间导航能力的影响

【实验原理】

星迷宫是一种评估实验动物空间导航能力的行为学方法,由五个臂和一个中心五边形环组成,臂内充满水及无毒的钛白粉,在每个臂的墙壁上装饰不同的设计以提供线索。实验动物不能从一个臂直接游泳到下一个臂,必须要在五边形周边游泳到达。实验包括预训练阶段,训练阶段和探测阶段。星迷宫实验主要用于小鼠空间导航能力的研究,实验中小鼠要通过学习来选择迷宫内的路线,其主要依赖自我中心策略和时间顺序记忆能力。

【实验对象】

18～20g C57BL/6 小鼠，雄性。

【设备器械】

低压舱、星迷宫、视频数据采集系统。

【观察指标】

实验数据通过视频数据采集系统收集，最后根据小鼠到达逃生平台的时间、路径及游泳速度等进行综合分析。

【实验步骤】

1. 取 20 只 C57BL/6 小鼠随机分成平原对照组与高原低氧组。

2. 两组小鼠适应实验环境 7d，其间小鼠自由饮水，禁食 8～12h，实验者每天抚摸小鼠。

3. 实验第 1d，即预训练阶段，隐藏墙壁上的线索装置，其中 1 个臂作为目标臂，有一个可见的逃生平台，迫使小鼠寻找逃生平台逃跑。按照图 6-3 所示路径训练 4 次，每次训练间隔 1h 以上。

4. 在第 2d 进行训练阶段实验，臂内充满水及无毒的钛白粉，当小鼠到达逃生平台，允许其在逃生平台上待 30s。若在规定游泳时间内（90s）没有找到逃生平台，将其放到逃生平台上保持 30s。训练 4 次，每次训练间隔 1h 以上。剔除异常小鼠。

5. 将高原低氧组小鼠放入模拟海拔 6000m 的低压舱中，模拟低氧 7d，平原对照组小鼠在平原饲养。

6. 高原低氧组小鼠低氧暴露后进行探测阶段实验。高原低氧组在低氧条件下测试，平原对照组在平原测试。臂内充满水及无毒的钛白粉，选择新的起始位点，观察小鼠到达逃生平台的时间、路径及游泳速度。

【结果记录】

小鼠到达逃生平台的时间、路径和游泳速度。

【结果分析】

图 6-3 中 1 为训练阶段起始点，图 6-4 中 5 为检测阶段新的起始点。

（1）小鼠轨迹选择 5-6-7，远端视觉线索，即为非自我中心策略。

（2）小鼠轨迹选择 5-6-8-9，为根据周围环境导航视觉轨迹，即导航策略。

（3）小鼠选择轨迹 5-4-2-1，同训练阶段的身体移动策略（左-右-左），为顺序自我中心策略。

（4）小鼠选择轨迹 5-4-3-2-1，即先后途径所有路径，为连续轨迹策略。

（5）其他行为则认为没有明显的策略。

高原低氧暴露会导致小鼠空间导航能力减弱，主要表现为（1）～（4）策略选择的总次数减少或比例降低，没有明显策略的次数或者比例增多。

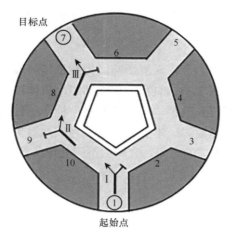

图 6-3　星迷宫训练阶段示意图

①为训练起始点，⑦为训练目标点；Ⅰ、Ⅱ、Ⅲ为最后达标的小鼠移动策略（如箭头所示方向），即顺序自我中心策略

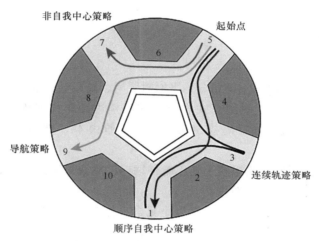

图 6-4　星迷宫检测阶段影响示意图

【注意事项】

1. 星迷宫周围的任何一件物品均可被小鼠用来作为空间定位的标志。去除或移动这些标志可能使小鼠操作困难并降低迷宫臂选择的准确性。

2. 对迷宫或观察者的恐惧是影响星迷宫实验的主要因素。可以通过增加对小鼠的抚摸，减少小鼠的恐惧。探测实验前应自由饮水，禁食 8h ～ 12h。

3. 训练阶段应剔除状态不佳的小鼠。

（钟志凤）

实验七　高原低氧暴露对小鼠爬杆力竭时间的影响

【实验目的】

1. 评价高原低氧对小鼠运动耐力的影响。

2. 评估低氧预适应对小鼠高原低氧时运动耐力的改善效果。

【实验原理】

高原低氧可对机体运动能力产生深刻影响，提高机体对疲劳的感知，使机体运动耐力明显下降。通过模拟高原环境的低氧预适应性训练，机体红细胞中血红蛋白增多，携氧能力提高，运动耐力逐渐得到改善。爬杆实验是一种用于评估啮齿动物运动功能的行为测试，能可靠地评估其运动耐力。本实验以小鼠为研究对象，通过比较不同处理条件下小鼠由杆顶端跌落至底部所需的时间，来评估不同处理条件下的小鼠运动耐力。

【实验对象】

18 ~ 20g C57BL/6 小鼠，雄性。

【设备器械】

低压舱、爬杆架（直径 0.7cm，长 120cm 的杆）、计时器、铅块、细绳、电子秤等。

【观察指标】

小鼠爬杆力竭时间。

【实验步骤】

1. 取 C57BL/6 小鼠 18 只，随机分为平原对照组、高原低氧组和预低氧复合运动组。

2. 平原对照组与高原低氧组正式实验之前分别进行爬杆训练 3d，每次 15min；预低氧复合运动组每天置于模拟海拔 5000m 的低压舱内 4h，然后进行爬杆训练，每天 15min，连续训练 3d。

3. 训练结束后，平原对照组置于低压舱外饲养，高原低氧组和预低氧复合运动组分别置于模拟海拔 5000m 的低压舱内。

4. 进行正式实验前将鼠尾根部束缚以小鼠自身体重 5% 的铅块，然后分别放在爬杆架的杆上进行爬杆，使其肌肉处于紧张状态（图 6-5）。

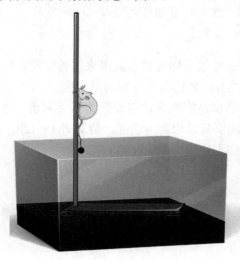

图 6-5　小鼠爬杆示意图

5. 记录小鼠由于肌肉疲劳时从杆上跌落的时间，第 3 次跌落时终止实验，累计记录 3 次跌落时间，3 次跌落时间之和为爬杆力竭时间。分别记录每组小鼠的爬杆时间，比较 3 组的爬杆力竭时间。

【结果记录】

将实验结果记录在表 6-5 中。

表 6-5　三组小鼠爬杆力竭时间记录表

组别	第 1 次跌落时间（min）	第 2 次跌落时间（min）	第 3 次跌落时间（min）	爬杆力竭时间（min）
平原对照组				
高原低氧组				
预低氧复合运动组				

【结果分析】

在高原低氧环境下，糖的有氧代谢通路受阻，无氧代谢增强，此时机体在静息或运动时对葡萄糖的依赖性增高，导致机体运动耐力显著下降，其表现为高原低氧组小鼠爬杆力竭时间较平原对照组明显缩短；而进行低氧预适应后的小鼠低氧耐受性明显增加，运动能力也得到有效恢复，其表现为预低氧复合运动组爬杆力竭时间显著小于高原低氧组，或与平原对照组接近。

【注意事项】

1. 爬杆训练时进行小鼠筛选，淘汰不合格小鼠。

2. 杆的材质和光滑程度会严重影响小鼠爬杆时间，选择质地坚硬且光滑程度一致的杆。

（张梦洁　赵　力　杨诚忠）

实验八　高原低氧暴露对小鼠耐低温能力的影响

【实验目的】

观察高原低氧环境对小鼠耐低温能力的影响。

【实验原理】

低氧习服会降低机体的耐低温能力，主要原因包括：

1. 低氧条件下机体为维持生命活动，会代偿性增加呼吸和循环功能，此时氧解离曲线右移，氧的摄取和释放相对改善，而这一变化会降低机体的耐低温能力。

2. 低氧条件下甲状腺功能下降，棕色脂肪组织内解偶联蛋白含量下降，产热减少，体温下降增快。

3. 低氧条件下外周循环血量减少，易通气过度诱发低碳酸血症，伴随皮肤血管收缩，耐低温能力下降。

4. 低氧条件下血液中血红蛋白含量及红细胞比例增加，血黏度增加，易凝血，造成微循环障碍，外周血液循环条件恶化，皮温降低。

【实验对象】

18 ~ 20g C57BL/6 小鼠，雄性。

【试剂器械】

1. 试剂和药品 −25℃的 95% 乙醇溶液。

2. 设备与器械 小鼠转棒仪、低压舱、针状热电偶、热电偶温度记录仪、游标卡尺、求积仪等。

【观察指标】

测定小鼠冻足组织存活面积。

【实验步骤】

1. 动物分组与低氧处理

（1）将 18 只成年雄性健康 C57BL/6 小鼠，随机分为平原对照组，高原急性低氧组和预低氧复合运动组（各 6 只）。

（2）预低氧复合运动组每天置于模拟海拔 4000m 的低压舱内，持续低氧 1h，然后放在小鼠转棒仪上运动，每天 1h，连续 7d。

（3）预低氧复合运动期满后，将预低氧复合运动组小鼠和高原急性低氧组小鼠置于模拟海拔 5000m 的低压舱内，持续低氧 4h，立即做局部低温处理，在模拟海拔 5000m 的低压舱内维持 4h 后，转移小鼠至平原条件下饲养。

（4）平原对照组于常温常压下饲养且所有操作均在正常氧分压下进行。

2. 低温处理

（1）将小鼠于清醒状态下固定，暴露右后足并维持直伸状态，在右后足掌面平踝关节处划一水平线。

（2）自上述水平线处沿皮下插入针状热电偶直至跖趾关节，连接热电偶温度记录仪用于记录组织温度。

（3）将小鼠右后足划水平线处以下部位浸入 −25℃的 95% 乙醇溶液中，使记录仪温度下降至 −20℃，记录下所需时间，并持续 3min。之后立即移入 20℃水中复温至记录仪为 20℃。

【结果记录】

实验前在暗室拍摄下各小鼠后足照片，实验后 2 周用游标卡尺测量冻足相应位置组织存活长度，标记在照片上，使用求积仪测定冻区面积、足背存活面积以及足底存活面积，并计算存活面积百分比（%）。

$$存活面积百分比 = （足背存活面积 + 足底存活面积）/2 \times 冻区面积 \times 100\%$$

【结果分析】

1. 冻足降至 −20℃所需时间预期结果 高原急性低氧组和预低氧复合运动组降至 −20℃所需时间无差异，均明显短于平原对照组。

2. 存活面积百分比实验预期结果 平原对照组和高原急性低氧组的存活面积百分比无差异，两者均高于预低氧复合运动组。

3. 预期结果原因分析　低氧习服会通过影响呼吸系统、造血系统、内分泌系统等加重高原冻伤的组织损伤，降低机体抗冻能力。急性低氧主要影响机体的通气功能，机体生理生化指标还未发生改变，因此高原急性低氧组和平原对照组耐低温能力差别不大，而预低氧复合运动组组织损伤较为严重。

【注意事项】

注意低温条件及时间的控制，减少人为误差所带来的个体差异。

（王辰元　杨诚忠）

第七章 综 合 实 验

实验一 急性低氧对人体脑、体功能的影响

【实验目的】

通过比较平原与高原环境暴露下同一人群生理指标及心、肺功能的差异，探讨高原环境对人体脑、体功能的影响及机制。

【实验原理】

高原低氧可对机体的功能和代谢产生一系列影响，其影响的程度和结果，除了与海拔有关外，还取决于进入高原的速度、停留的时间以及机体的功能代谢状态。平原人群快速进入高海拔地区后，机体在神经-体液调节等因素作用下，主要通过心、肺功能代偿以适应低氧环境。如果代偿不全，高原低氧对机体各系统器官的功能会带来严重影响，导致劳动能力下降，严重者发生高原病。本实验采用低压舱模拟高原低氧环境，通过受试者比较自身在平原和低压舱模拟高原环境条件下生理指标、心率达到 170 次/min 时的做功能力（PWC_{170}）、最大摄氧量（VO_{2max}）的差异，了解高原低氧环境对人体的影响。

【实验对象】

受试者。

【设备器械】

节拍器、电子秤、低压舱、电脑多功能心理-生理测试仪、自制手敏捷度测试盒、血压计、秒表、血氧饱和度仪、台阶、自行车功率计等。

【观察指标】

受试者体重、血压、动脉血氧饱和度、静息心率、运动心率、呼吸频率、脑快速记忆功能、PWC_{170}、VO_{2max}。

【实验步骤】

1. 称重 受试者在预先准备好的电子秤上称重。

2. 平原环境下各项指标测定 受试者称重后安静休息 30min，在低压舱运行前测试静息状态下血压、动脉血氧饱和度、静息心率、运动心率、呼吸频率、脑快速记忆功能、PWC_{170} 及 VO_{2max}。

（1）脑快速记忆功能测试：分为简单数字记忆功能、手敏捷度、目标追踪测试。

1）简单数字记忆功能测试：采用电脑多功能心理-生理测试仪，分别测定手部运动反应时间、及时听觉记忆、模拟学习能力和及时视觉记忆能力。

2）手敏捷度测试：采用自制手敏捷度测试盒，测试手部操作敏捷度及眼手协调能力。或采用左、右手交叉敲击动作频率、正确次数和错误次数来测试手敏捷度。

3）目标追踪测试：采用 WHO-NCTB PAT-2（世界卫生组织-神经行为核心测试组合 PAT-2）试卷，受试者用笔逐个在圆圈中心打点，测试目标追踪运动速度和准确性。

（2）PWC$_{170}$ 及 VO$_{2max}$ 测定：PWC$_{170}$ 指机体在稳定状态的体力劳动条件下，心率达到 170 次/min 时的功率，单位为 kg·m/min。VO$_{2max}$ 指机体在递增强度的剧烈活动中，当呼吸和循环系统功能发挥最大水平时，单位时间（min）所摄取的最大氧量，单位为 L/min。

1）PWC$_{170}$ 测定：

A. 通过踏阶运动（图 7-1）测定 PWC$_{170}$：准备高度为 40cm 的台阶及秒表（辅助记录心率）。受试者先在凳子上静坐 5min，双手放于膝关节上，测定静息心率。第一次踏阶运动的踏速（以完成上、下一次台阶计算）为 25 次/min，第二次踏阶运动的踏速为 35 次/min，踏阶速度用节拍器控制，每次运动时间 5min，记录踏阶运动停止前 5 ~ 10s 的运动心率。

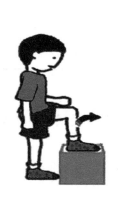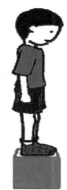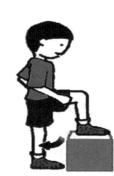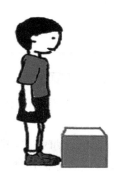

图 7-1 踏阶运动

B. PWC$_{170}$ 计算公式如下：

$$W = 体重（kg）× 阶高（m）× 每分钟上下台阶数 × 4 ÷ 3$$
$$PWC_{170} = W_1 + （W_2 - W_1）×（170 - P_1）÷（P_2 - P_1）$$

W 为踏阶运动负荷试验的功率，W_1、W_2 分别为两次踏阶运动负荷试验的功率，单位为 kg·m/min；P_1、P_2 为两次踏阶运动负荷试验的心率，单位为次/min。

C. 注意事项：受试者进行实验前不得进行剧烈活动，实验时必须按节拍器的节律上、下台阶，上、下台阶时双膝要伸直，腰要挺直，心率一定要准时测定、记录。

2）VO$_{2max}$ 测定：采用亚极量踏阶运动间接法测定 VO$_{2max}$，步骤如下。

A. 踏阶高度 40cm，踏阶速度 35 次/min（以完成一次上、下台阶运动算）。踏阶速度用节拍器控制，每次运动时间 5min。用秒表记录踏阶运动停止后即刻至 10s 的心搏次数，然后换算成每分钟心率，单位为 L/min。

B. 采用简易间接推算法计算 VO$_{2max}$，计算公式如下：

$$VO_{2max} = 1.488 + 0.038 × 体重（kg）- 0.0049 × 台阶负荷时第 5min 后的心率（次/min）$$

3. 模拟高原环境下各项指标测定 将低压舱设置为模拟海拔 4000m，稳定 1h，重复步骤 2，并测定各项指标，比较两次数据的差异。

【结果记录】

将试验结果记录于表 7-1、表 7-2 中。

表 7-1　平原环境与模拟高原环境下生理指标的比较

姓名	平原环境				模拟高原环境			
	血压 （mmHg）	SaO_2 （%）	呼吸 （次/min）	心率 （次/min）	血压 （mmHg）	SaO_2 （%）	呼吸 （次/min）	心率 （次/min）

表 7-2　平原环境与模拟高原环境下脑、体功能差异的比较

姓名	平原环境					模拟高原环境				
	PWC_{170} （kg·m/min）	VO_{2max} （L/min）	数字记忆 功能	手敏 捷度	目标 追踪	PWC_{170} （kg·m/min）	VO_{2max} （L/min）	数字记 忆功能	手敏 捷度	目标 追踪

【注意事项】

1. 受试者应遵守低压舱管理制度，有感冒或其他严重心肺疾病的受试者不宜进入低压舱。

2. 踏阶运动时应安排人员保护受试者，防止意外。

3. 脑快速记忆功能测试时受试者应先进行训练，待掌握测试要领后再行测试。

附：VO_{2max} 的简易间接推算方法

普遍认为 VO_{2max} 是判断有氧耐力的最好指标，常作为评价运动员或其他人员体能状态的指标。但是，直接测定 VO_{2max} 既费时且需要比较复杂和昂贵的仪器设备，一般单位很难做到。因此采用简易间接推算法来测定 VO_{2max} 更为方便实用。

本试验是让受试者在自行车功率计上的最大强度（即低于 100% VO_{2max} 的强度）运动，测定出此时的心率及功率，然后推算出该受试者的 VO_{2max}，这个方法比较简便，适用于受试人数较多的成批实验。

这一试验所依据的基础是心率、功率和摄氧量间的密切相互关系。功率增加时，摄氧量也成比例地增加，最后达到 VO_{2max} 且形成稳定状态。心脏对增加功率的表现与摄氧量一致，VO_{2max} 与最大心率几乎同时达到。这样，如果知道了表示功率-摄氧量和功率-心率变化相关直线的斜率，那么，通过测验出的耗氧量和心率就可以非常近似地推算出 VO_{2max}（表 7-3 ～表 7-5）。

研究表明，在一定功率下蹬踏自行车时每个人的耗氧量（L/min）几乎相同。因此仔细控制自行车功率计的蹬踏功率，测量出的心率和耗氧量就可以制出心率-耗氧量相关直线，并借此推算出 VO_{2max}。

这种方法仅是一种推测，因此难免有误差。可根据年龄修正推算出 VO_{2max}（表 7-6）。如果要求数据更加精确，必须采用仪器测量。

试验步骤

试验要求受试者以中等量功率蹬踏自行车功率计，直到得到一个稳定的心率为止。然后根据功率和心率使用表格（或列线图）推算出 VO_{2max}。最后，根据年龄修正推算出 VO_{2max}。具体操作步骤如下。

1. 受试者穿运动服、拖鞋，实验前 1h 不得进食及吸烟。

2. 记录受试者体重（精确到 kg）以及年龄。

3. 调整车座，使踏到最低点腿略有弯曲，将自行车功率计的阻力指示器调零。

4. 令受试者以 50 周/min 的速度蹬踏自行车功率计，调整负荷；女子开始可为 300kg·m/min，男子为 600kg·m/min，持续运动 6min。

5. 受试者休息 5min（坐于车座上），然后再重复上述步骤，但负荷应适当增加 [女子可选择 450kg·m/min、600kg·m/min、750kg·m/min、900kg·m/min 中的任一负荷。男子可选择 600kg·m/min、900kg·m/min、1200kg·m/min、1500kg·m/min 中的任一负荷]。前后两次负荷运动时的心率都要在 120～170 次/min。

6. 记录前后两次负荷情况下，运动中第 4min 31s 至第 5min 和第 5min 31s 至第 6min 的心搏次数，再换算成心率，取两次心率平均值，来推算 VO_{2max}，前后两次所测心率相差不得超过 5 次/min，否则继续运动 1min，并使用第 5min 31s 至第 6min 和第 6min 31s 至第 7min 的心率来推算 VO_{2max}。

7. 记录如下：

（1）记录负荷：第 1 次选择的负荷_____kg·m/min；第 2 次选择的负荷_____kg·m/min。

（2）记录前后两次负荷的平均心率：_____次/min。

（3）推测的 VO_{2max}：_____L/min。

（4）根据年龄修正的 VO_{2max}（VO_{2max}× 年龄修正系数）：_____L/min。

（5）求出相对 VO_{2max} [根据年龄修正的最大摄氧量/体重（kg）]：_____L·kg/min。

表 7-3 男性最大摄氧量推算表

心率（次/min）	相应负荷时最大摄氧量（L/min）				
	300kg·m/min	600kg·m/min	900kg·m/min	1200kg·m/min	1500kg·m/min
120	2.2	3.3	4.8	—	—
121	2.2	3.4	4.7	—	—
122	2.2	3.4	4.6	—	—
123	2.1	3.4	4.6	—	—
124	2.1	3.3	4.5	6.0	—
125	2.0	3.2	4.4	5.9	—
126	2.0	3.2	4.4	5.8	—
127	2.0	3.1	4.3	5.7	—
128	2.0	3.1	4.2	5.6	—

心率 （次/min）	相应负荷时最大摄氧量（L/min）				
	300kg · m/min	600kg · m/min	900kg · m/min	1200kg · m/min	1500kg · m/min
129	1.9	3.0	4.2	5.6	—
130	1.9	3.0	4.1	5.5	—
131	1.9	2.9	4.0	5.4	—
132	1.8	2.9	4.0	5.3	—
133	1.8	2.8	3.9	5.3	—
134	1.8	2.8	3.9	5.2	—
135	1.7	2.8	3.8	5.1	—
136	1.7	2.7	3.8	5.0	—
137	1.7	2.7	3.7	5.0	—
138	1.6	2.7	3.7	4.9	—
139	1.6	2.6	3.6	4.8	—
140	1.6	2.6	3.6	4.8	6.0
141	—	2.6	3.5	4.7	5.9
142	—	—	3.5	4.6	5.8
143	—	—	3.4	4.6	5.7
144	—	—	3.4	4.5	5.7
145	—	—	3.4	4.5	5.6
146	—	—	3.3	4.4	5.6
147	—	—	3.3	4.4	5.5
148	—	2.4	3.2	4.3	5.4
149	—	2.3	3.2	4.3	5.4
150	—	2.3	3.2	4.3	5.3
151	—	2.3	3.2	4.3	5.2
152	—	2.3	3.1	4.1	5.2
153	—	2.2	3.0	4.1	5.1
154	—	2.2	3.0	4.0	5.1
155	—	2.2	3.0	4.0	5.0
156	—	2.2	2.9	4.0	5.0
157	—	2.1	2.9	3.9	4.9
158	—	2.1	2.9	3.9	4.9
159	—	2.1	2.8	3.8	4.8
160	—	2.1	2.8	3.8	4.8
161	—	2.0	2.8	3.7	4.7
162	—	2.0	2.8	3.7	4.6
163	—	2.0	2.8	3.7	4.6
164	—	2.0	2.7	3.6	4.5

心率	相应负荷时最大摄氧量（L/min）				
（次/min）	300kg·m/min	600kg·m/min	900kg·m/min	1200kg·m/min	1500kg·m/min
165	—	2.0	2.7	3.6	4.5
166	—	1.9	2.7	3.6	4.5
167	—	1.9	2.6	3.5	4.4
168	—	1.9	2.6	3.5	4.4
169	—	1.9	2.6	3.5	4.3
170	—	1.8	2.6	3.4	4.3

表 7-4　女性最大摄氧量推算表

心率	相应负荷时最大摄氧量（L/min）				
（次/min）	300kg·m/min	450kg·m/min	600kg·m/min	750kg·m/min	900kg·m/min
120	2.6	3.4	4.1	4.8	—
121	2.5	3.3	4.0	4.8	—
122	2.5	3.2	3.9	4.7	—
123	2.4	3.1	3.9	4.6	—
124	2.4	3.1	3.8	4.5	—
125	2.3	3.0	3.7	4.4	—
126	2.3	3.0	3.6	4.3	—
127	2.2	2.9	3.5	4.2	—
128	2.2	2.8	3.5	4.2	—
129	2.2	2.8	3.4	4.1	—
130	2.1	2.7	3.4	4.0	—
131	2.1	2.7	3.4	4.0	—
132	2.0	2.7	3.3	3.9	—
133	2.0	2.6	3.2	3.8	—
134	2.0	2.6	3.2	3.8	—
135	2.0	2.6	3.1	3.7	—
136	1.9	2.5	3.1	3.6	—
137	1.9	2.4	3.0	3.6	—
138	1.8	2.4	3.0	3.5	—
139	1.8	2.4	2.9	3.5	—
140	1.8	2.4	2.8	3.4	—
141	1.8	2.3	2.8	3.4	—
142	1.8	2.3	2.8	3.3	—
143	1.7	2.2	2.7	3.3	—
144	1.7	2.2	2.7	3.2	—
145	1.6	2.2	2.7	3.2	—

续表

心率 （次/min）	相应负荷时最大摄氧量（L/min）				
	300kg · m/min	450kg · m/min	600kg · m/min	750kg · m/min	900kg · m/min
146	1.6	2.2	2.6	3.2	—
147	1.6	2.1	2.6	3.1	—
148	1.6	2.1	2.6	3.1	3.6
149	—	2.1	2.6	3.0	3.5
150	—	2.0	2.5	3.0	3.4
151	—	2.0	2.5	3.0	3.4
152	—	2.0	2.5	2.9	3.4
153	—	2.0	2.4	2.9	3.3
154	—	2.0	2.4	2.8	3.2
155	—	1.9	2.4	2.8	3.2
156	—	1.9	2.3	2.8	3.2
157	—	1.9	2.3	2.7	3.2
158	—	1.8	2.3	2.7	3.1
159	—	1.8	2.2	2.7	3.1
160	—	1.8	2.2	2.6	3.0
161	—	1.8	2.2	2.6	3.0
162	—	1.8	2.2	2.6	3.0
163	—	1.7	2.2	2.6	2.9
164	—	1.7	2.1	2.5	2.9
165	—	1.7	2.1	2.5	2.9
166	—	1.7	2.1	2.5	2.9
167	—	1.6	2.1	2.4	2.8
168	—	1.6	2.0	2.4	2.8
169	—	1.6	2.0	2.4	2.8
170	—	1.6	2.0	2.4	2.7

表 7-5　不同最大摄氧量有氧工作能力分级表

性别	年龄（岁）	最大摄氧量有氧工作能力分级				
		低	较低	中等	高	很高
女性	20～29	≤ 1.69	1.70～1.99	2.00～2.49	2.50～2.79	≥ 2.80
		≤ 28	29～34	35～43	44～48	≥ 49
	30～39	≤ 1.59	1.60～1.89	1.90～2.39	2.40～2.69	≥ 2.70
		≤ 27	28～33	34～41	42～47	≥ 48
	40～49	≤ 1.49	1.50～1.79	1.80～2.29	2.30～2.59	≥ 2.60
		≤ 20	20～28	29～36	37～45	≥ 46

续表

性别	年龄（岁）	最大摄氧量有氧工作能力分级				
		低	较低	中等	高	很高
男性	20～29	≤2.79	2.80～3.09	3.10～3.69	3.70～3.99	≥4.0
		≤38	39～40	44～51	52～56	≥57
	30～39	≤2.49	2.50～2.79	2.80～3.39	3.40～3.69	≥3.70
		≤34	35～39	40～47	48～51	≥52
	40～49	≤2.19	2.20～2.49	2.50～3.09	3.10～3.39	≥3.40
		≤28	29～34	35～43	44～47	≥48
	50～59	≤1.89	1.90～2.19	2.20～2.79	2.80～3.09	≥3.10
		≤25	26～31	32～39	40～43	≥44
	60～69	≤1.59	1.60～1.89	1.90～2.49	2.50～2.79	≥2.80
		≤21	22～26	27～35	36～39	≥40

上行（如1.69）用 L/min 表示，下行（如28）用 kg·min/ml 表示

表7-6 推测最大摄氧量的年龄修正系数

年龄（岁）	年龄修正系数
15	1.10
25	1.00
35	0.87
40	0.83
45	0.78
50	0.75
55	0.71
60	0.68
65	0.65

（杨诚忠）

实验二 急性低氧暴露对家兔心肺功能和血流动力学的影响

【实验目的】

1. 复制家兔急性常压性低氧模型。
2. 观察急性常压性低氧时家兔肺动脉增压反应。
3. 观察急性常压性低氧时家兔的低氧通气反应。

【实验原理】

久居平原的人突然进入高原低氧环境，血氧含量降低，组织缺氧，从而导致人体功

能下降、劳动能力降低。同时，机体在神经-体液调节下，在氧的摄取-运输-利用等方面发生一系列的代偿适应性变化。如在进入高原初期，机体通过增加呼吸、循环功能，提高机体对氧的摄取和运输能力。而长时间移居高原后，机体从组织、细胞等多方面、多层次进行调整，通过红细胞增生、毛细血管密度增加、能量代谢调整等增加氧运输与利用。因此，大多数久居平原的人进入高原后，通过机体的代偿适应性反应可以获得对高原环境的良好习服。

　　进入高原后通常数分钟内肺通气量就可增加，这种由于低氧使肺通气量增加的现象称为急性低氧通气反应，它是人体适应低氧环境的重要机制。心脏功能的改变与海拔以及在高原的停留时间有关，进入较低海拔高原主要引起心脏代偿性反应，心率加快、心功能增强。进入较高海拔高原可导致心功能障碍。急性低氧时肺动脉压升高，低氧解除后肺动脉压迅速恢复正常，称之为低氧性肺动脉增压反应。它是以低氧性肺血管收缩（hypoxic pulmonary vasoconstriction，HPV）为基础的。HPV是肺循环对低氧的代偿反应，当肺泡氧分压降低，可引起该部位肺小血管收缩，使血流转向通气充分的肺泡，从而纠正肺内通气与血流比例。

【实验对象】

　　3～5kg家兔，雄性。

【试剂器械】

　　1. 试剂与药品　20%氨基甲酸乙酯溶液、CO_2、生理盐水、0.5%肝素生理盐水、蒸馏水、低氧气体（10% O_2 + 90% N_2）等。

　　2. 设备与器械　常规手术器械、兔台、丝线、动脉夹、Y形气管导管、注射器、张力换能器、弯针、动脉导管、静脉导管、压力换能器、数据采集仪、多导生理记录仪、氧气瓶配件、纱布、铁支架、胶布等。

【观察指标】

　　呼吸运动曲线、心率、血压、肺动脉压。

【实验步骤】

　　1. 称重、麻醉　以20%氨基甲酸乙酯溶液（5ml/kg）在家兔耳缘静脉麻醉，待家兔麻醉后，仰卧位固定于兔台上。

　　2. 插管仪器连接　由数据采集仪 + 压力换能器 + 三通 + 心导管组成。压力换能器接上三通后用注射器向压力换能器内注入生理盐水或者0.5%肝素生理盐水，排尽压力换能器及心导管内空气后关闭三通（图7-2）。

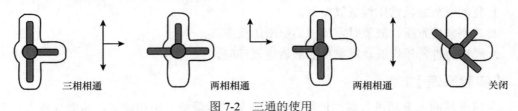

三相相通　　　　　两相相通　　　　　两相相通　　　　　关闭

图7-2　三通的使用

3. 颈部手术 家兔备皮后沿颈部正中切开皮肤 6 ～ 8cm，并分离皮下组织。钝性分离家兔气管前面的肌肉，暴露气管、左侧颈总动脉，右侧颈外静脉（图 7-3）。

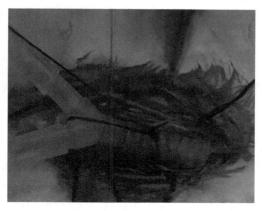

图 7-3 手术分离示意图

（1）将家兔甲状软骨以下的气管与周围组织分离，游离气管中段，在气管下穿丝线备用。于家兔气管上段做倒"T"形切口，插入"Y"形气管导管，用丝线固定气管导管。

（2）家兔左侧颈内动脉穿丝线备用，丝线结扎远心端后，用动脉夹夹闭近心端，在上端用眼科剪作"V"形切口，将动脉导管插入"V"形切口 2 ～ 3cm，用丝线固定，取下动脉夹。

（3）家兔右侧颈外静脉穿丝线备用，动脉夹夹闭近心端后，用丝线结扎远心端，在上端用眼科剪作"V"形切口，将静脉导管插入"V"形切口，稍作固定，取下动脉夹，连接压力换能器，继续插入静脉导管，直至出现右心室波及肺动脉波（图 7-4），再用丝线固定。手术完毕后用浸有生理盐水的纱布覆盖家兔手术切口部位。

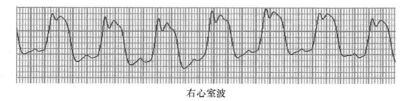

右心室波

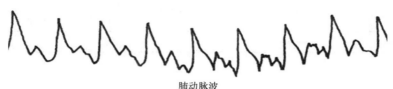

肺动脉波

图 7-4 右心室波及肺动脉波示意图

（4）用 0.5% 肝素生理盐水（2ml/kg）经颈外静脉插管注入，以肝素化家兔。

4. 腹部手术 家兔备皮后沿腹白线切开胸骨下端剑突部位的皮肤 2cm 左右，打开腹腔，暴露剑突软骨和剑突骨柄，仔细辨认分离剑突上附着的腹膜至膈小肌附着处，剪断剑突骨柄（注意止血），使剑突完全游离，此时可观察到剑突软骨完全随呼吸上下自由移动。用弯针钩住剑突软骨（针尖向上），使其与张力换能器相连接，用多导生理记录仪记录张力曲线，由计算机描记呼吸运动曲线（图 7-5）。此种描记方法可反映家兔呼吸频率、呼吸深度以及呼吸停止状态，缺点是在家兔移动或稍有挣扎后，基线变化较大，不得不再次调整描记系统。

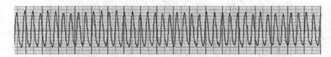

图 7-5　家兔正常呼吸曲线

5. 模型复制　①观察家兔正常呼吸运动曲线：分清吸气相与呼气相。记录正常的心率、血压、肺动脉压；②急性常压性低氧的影响：在模拟海拔 5000m 的低压舱内，将 Y 形气管导管与低氧呼吸装置（图 7-6）相接，再与装有低氧气体（10% O_2 + 90% N_2）的氧气袋相接，打开压力袋上的阀门，使低氧气体随吸气进入气管（用胶布封住接口，效果会更明显），分别在 0min、1min、5min、10min 记录吸入低浓度 O_2 后家兔呼吸、心率、血压、肺动脉压等变化。

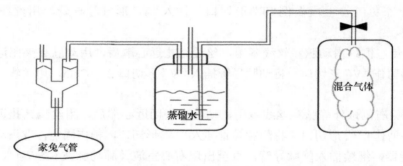

图 7-6　低氧呼吸装置

【结果记录】

将实验结果记录于表 7-7 中。

表 7-7　急性低氧对家兔心脏功能的影响

处理方法	时间点（min）	呼吸（次/min）	心率（次/min）	肺动脉压		血压（mmHg）
				肺动脉舒张压（mmHg）	肺动脉收缩压（mmHg）	
正常	—					
10% O_2 + 90% N_2	0					
	1					
	5					
	10					

【结果分析】

低氧可对机体的功能和代谢产生一系列影响。首先，久居平原的人快速进入高海拔地区后，机体在神经-体液等因素下，主要通过心肺功能代偿以适应低氧环境，最早出现急性低氧通气反应。由于血液中氧分压降低，导致颈动脉体化学感受器受到刺激，引起二氧化碳快速排出体外，心跳加快，血压上升，肺动脉压升高等一系列变化。

【注意事项】

1. 家兔行气管插管后，要保持形气管导管的通畅，否则易造成家兔死亡。

2. 剪断家兔剑突软骨时要小心操作，避免家兔出现气胸。

3. 家兔剑突软骨与张力换能器间连线的松紧度要适当。

4. 每观察一个项目，待家兔呼吸恢复正常后，再进行下一步操作。

（官立彬 李晓翀 杨诚忠）

实验三 慢性低氧暴露对大鼠心脏和血液系统的影响

【实验目的】

1. 复制慢性低氧大鼠模型。

2. 观察慢性低氧对大鼠心脏和血液系统的影响。

【实验原理】

心脏和血管组成机体的血液循环系统，血液在血管中周而复始地循环流动，不断给组织、细胞提供代谢所需的氧和营养物质，并及时带走各种代谢产物。进入高原后，大气压和大气氧分压降低，动脉血氧分压降低。一方面，为满足组织、细胞新陈代谢的需要，血液循环系统发生一系列代偿适应性反应，以满足组织、细胞对氧和营养物质的需求；另一方面，血液循环系统特别是心脏本身的新陈代谢和功能又因低氧而受到影响。因此，进入高原后，血液循环系统的改变既有代偿适应性的，又有损伤性的，严重时可发生高原心脏病，甚至心力衰竭。

通过比较平原和慢性低氧大鼠心脏结构、功能、血液等指标变化，了解高原慢性低氧环境对机体的影响。

【实验对象】

$180 \sim 220g$ SD 大鼠，雄性。

【试剂器械】

1. 试剂与药品 15% 氨基甲酸乙酯溶液、生理盐水、红细胞稀释液、血红蛋白测定试剂盒、蒸馏水等。

2. 设备与器械 移液器（10μl、1ml、5ml），常规手术器械，血常规管（含针头），滤纸，血细胞比容测定管，一次性塑料试管，电子秤，离心机，血红蛋白测定仪，血细胞计数器，显微镜，动脉导管，静脉导管，多导生理记录仪等。

【观察指标】

1. 红细胞数量、血红蛋白含量、血细胞比容。

2. 平原对照组及慢性低氧组右心室压、左心室压、左/右心室 dp/dt_{max}。

3. 平原对照组及慢性低氧组右心室重量、左心室 + 室间隔重量、右心室重量/（左心室 + 室间隔重量）。

【实验步骤】

1. 动物分组　将各实验大鼠分别称量，并将大鼠随机分为平原对照组和慢性低氧组。

2. 低氧处理　将慢性低氧组置于模拟海拔 5000m 的低压舱内连续饲养 28d，平原对照组置于舱外饲养。

3. 麻醉　15% 氨基甲酸乙酯溶液（1ml/100g）腹腔注射麻醉两组大鼠。

4. 心室压力测定　左、右心室插管，用多导生理记录仪测定心室压及 dp/dt_{max}。

5. 取血　待上述指标检测后，从动脉采血。

6. 左、右心室重量测定　分离心脏，立刻置于生理盐水中去除血液，去掉心房，小心分离右心室（RV）及左心室及室间隔（室间隔归为左心室部分，LV+IS），在滤纸上沾干后称重。左心室指数 = LV/BW；右心室指数 = RV/BW；右心室肥大指数 = RV/（LV+IS）。

7. 红细胞、血红蛋白、血细胞比容测定　同第五章实验二。

【结果记录】

将实验结果记录于表 7-8 中。

表 7-8　平原对照组及慢性低氧组大鼠心脏和血液系统参数对比

观察指标	单位	平原对照组	慢性缺氧组
体重（BW）	g		
右心室（RV）重量	mg		
左心室 + 室间隔（LV+IS）重量	mg		
左心室指数（LV/BW）	—		
右心室指数（RV/BW）	—		
右心室肥大指数 [RV/（LV+IS）]	—		
右心室压（RVP）	mmHg		
左心室压（LVP）	mmHg		
右心室 dp/dt_{max}	—		
左心室 dp/dt_{max}	—		
红细胞（RBC）	$\times 10^{12}/L$		
血红蛋白（Hb）	g/L		
血细胞比容（HCT）	%		

【结果分析】

高原慢性低氧可引起肺动脉高压、右心室肥大、室间隔增厚，严重者还可导致左心室肥大。动物或人进入低氧环境，红细胞数量开始明显增加，红细胞增多使全血量增加引起心脏的容量负荷增加；而血液黏度增高可引起肺动脉高压和体循环动脉高压，使心脏的压力负荷也增加，可加重心肌缺氧，可促发心力衰竭。

【注意事项】

1. 麻醉动物要深浅适度。

2. 血红蛋白测定试剂盒中含有高铁氰化钾，为有毒物品，废弃液体集中收集后，交指导教师处理，不要污染环境。

（官立彬　李晓栩）

附　　录

附录 A　高原人体生理指标参考值

平常在平原生活的人进入高原（海拔 3000m 以上）后，机体为适应高原低氧、低压和强辐射的环境，进行一系列调整和出现应激反应，包括机体的各系统、器官、组织、细胞，乃至分子水平发生的各种变化，其目的在于维持机体内新的动态平衡，以适应高原环境的需要。在一定海拔内，绝大多数人可以获得较好的适应能力。在适应过程中，由于海拔、缺氧程度、气压高低、辐射强弱，进入和留居高原时间的长短、个体素质、获得习服程度、遗传及种族等因素不同，机体所表现的生理反应和适应能力有极大的差异。同一生理参数对高原地区世居者是生理性水平，而对移居高原地区者可能是病理性水平或者生理向病理转变过程中的水平。

半个多世纪以来，在医务工作者和医学科学研究人员的共同努力下，对高原地区，尤其是拉萨地区世居藏族和该地区生活 1 年以上的习服者，进行了大量的生理参考值的调查研究，积累了丰富的研究资料，本附录收录其中一部分。

由于海拔对许多项目的测定结果影响较大，凡未注明海拔的均为拉萨（海拔 3650m）的实测值，供临床和研究参考。

附表 A-1　海拔 3650m 静脉血血小板多参数参考值

参数	英文缩写	单位	参考值	
			汉（男）	藏（男）
血小板	PLT	$\times 10^9$	154.8±54.2	161.2±31.9
血小板体积分布宽度	PDW	%	13.41±1.96	13.66±2.74
平均血小板体积	MPV	fl	10.75±0.91	10.79±1.14

附表 A-2　海拔 3650m 血清临床生化检验项目参考值

	检验项目	英文缩写	单位		参考值	
					汉	藏
	血清总蛋白	STP	g/L	成人	74.8±4.4	74.9±6.0
				儿童	69.9±5.9	68.1±4.5
	白蛋白（溴甲酚绿法）	A	g/L	成人	46.2±3.6	45.0±3.1
				儿童	43.9±4.2	42.2±4.7
蛋白质	球蛋白	G	g/L	成人	28.6±3.3	29.9±5.7
				儿童	25.9±3.2	25.9±2.5
	白蛋白/球蛋白	A/G	—	成人	1.62±0.19	1.53±0.18
				儿童	1.71±0.33	1.65±0.16

检验项目	英文缩写	单位	参考值		
				汉	藏
白蛋白	—	%	成人	61.2±3.9	59.3±4.1
			儿童	61.5±3.0	60.5±2.3
α₁ 球蛋白	—	%	成人	4.1±0.9	4.2±1.3
			儿童	4.4±1.1	4.5±1.2
α₂ 球蛋白	—	%	成人	6.5±1.4	7.1±1.2
			儿童	8.2±1.7	9.1±1.3
β 球蛋白	—	%	成人	10.0±1.9	10.2±1.4
			儿童	10.5±0.9	11.5±1.5
γ 球蛋白	—	%	成人	18.2±2.4	19.2±3.0
			儿童	15.3±2.1	14.4±2.6

注：血清蛋白电泳（醋酸纤维素薄膜法）对应第一列。

附表 A-3　海拔 3650m 血清矿物质参考值

矿物质	单位	参考值	
		汉	藏
钠	mmol/L	145.48±10.50	139.55±15.25
钾	mmol/L	4.51±0.88	4.56±0.57
氯	mmol/L	112.19±4.00	111.05±0.22
钙	mmol/L	2.56±0.09	2.57±0.22
磷	mmol/L	1.12±0.12	1.28±0.16

附表 A-4　海拔 3650m 男性激素检验参考值

检验项目	英文缩写	单位	参考值	
			汉	藏
甲状腺素	T_4	nmol/L	145.487±10.50	114±24.60
3,5,3′-三碘甲腺原氨酸	T_3	nmol/L	2.32±0.364	2.26±0.36
游离甲状腺素	FT_4	mmol/L	—	18.05±3.43

附录 B　实验动物生理指标参考值

附表 B-1　实验动物动脉血压、呼吸、心率、体温参考值

实验动物	动脉血压（mmHg）		呼吸（次/min）	心率（次/min）	体温（℃）
	收缩压	舒张压			
猴	139.5 ～ 175.5	91.5 ～ 108.8	31 ～ 52	120 ～ 180	37 ～ 40
犬	95.0 ～ 136.1	47.9 ～ 71.9	11 ～ 37	109 ～ 130	37.5 ～ 39
绵羊	68.2 ～ 106.1	57.5 ～ 68.2	12 ～ 20	—	38.3 ～ 39.9
猪	109.1 ～ 140.1	74.3 ～ 90.9	12 ～ 18	60 ～ 90	38 ～ 39
家兔	95 ～ 130	60 ～ 90	38 ～ 60	123 ～ 304	38.5 ～ 39.5
豚鼠	80 ～ 94	55 ～ 58	69 ～ 104	260 ～ 400	38.2 ～ 38.9
大鼠	82 ～ 120	60 ～ 90	66 ～ 114	216 ～ 600	37.8 ～ 38.7
小鼠	95 ～ 138	67 ～ 90	84 ～ 163	323 ～ 730	37.2 ～ 38.8
猫	83.3 ～ 106.1	49.3 ～ 75.8	20 ～ 30	120 ～ 140	38.0 ～ 39.5

附表 B-2　实验动物潮气量、通气率、耗氧量、肺泡面积、肺表面积参考值

实验动物	潮气量（ml）	通气率（L^3/min）	耗氧量[ml/(g·h)]	肺泡面积（m^2）	肺表面积（m^2/kg）
猴	9.8 ～ 29	0.31 ～ 1.41	0.76 ～ 0.83	—	—
犬	251 ～ 432	3.3 ～ 7.4	0.38 ～ 0.65	6.8	2.3
绵羊	310	5.7	0.15 ～ 0.26		
猪	—	3.7	0.15 ～ 0.26		
家兔	19.3 ～ 24.6	0.8 ～ 1.14	0.47 ～ 0.85	5.21	2.5
豚鼠	1 ～ 3.2	0.1 ～ 0.38	0.76 ～ 0.83	1.47	3.2
大鼠	0.6 ～ 1.25	0.05 ～ 0.101	0.68 ～ 1.1	0.56	3.3
小鼠	0.09 ～ 0.23	0.011 ～ 0.036	1.63 ～ 2.17	0.12	5.4
猫	12.4	0.32	0.52 ～ 0.93	7.2	2.8

附表 B-3　实验动物血液温度、pH、黏稠度、全血密度、红细胞渗透脆性、血凝时间、沉降速度参考值

实验动物	血液温度（℃）	pH	黏稠度	全血密度	红细胞渗透脆性	血凝时间（s）	沉降速度（mm/h）	
							1h	2h
犬	38.9	7.31 ～ 7.42	3.8 ～ 5.5	1.059	0.35 ～ 0.46	8.6	2	4
绵羊	39.1	7.32 ～ 7.54	4.6 ～ 6	1.042	0.46 ～ 0.80	3	—	—
猪	38.6	7.36 ～ 7.79	4 ～ 5	1.056	0.42 ～ 0.86	8	—	—
家兔	39.4	7.21 ～ 7.57	3.5 ～ 4.5	1.05	0.32 ～ 0.46	5	1 ～ 3	2.5 ～ 4
豚鼠	38.6	7.17 ～ 7.55	—	1.06	0.31 ～ 0.42	5.5	1.5	3
大鼠	38.2	7.26 ～ 7.44	—	—	—	—	—	—
猫	38.6	7.24 ～ 7.4	4 ～ 5	1.054	0.5 ～ 0.52	8	—	—

附表 B-4　常用实验动物的生化参数值

项目	单位	犬	家兔	豚鼠	大鼠	小鼠
体重（成年）	kg	6～15	1.5～3	0.5～0.9	0.18～0.25	0.02～0.025
总血量	%	5%～8%	5.4%	5.8%	7%	7%
	染料或同位素测定	79ml/kg	70ml/kg	2.2ml/100g	4.59ml/100g	—
血红蛋白	g/L	130～200	124	130	160	112～160
红细胞	10^{12}/L	4～8	4～6.4	5	5.31～11	8～11
白细胞	10^9/L	5～15	3.8～12	8～10	5～25.6	7～15
血小板	10^9/L	—	12.6～30	5.4～10	43～100	10～40
血糖（全血）	mmol/L	4.33～6.11	6.21～8.66	5.27～8.38	5.05～6.88	8.16～9.49
血清总蛋白	g/L	63～81	60～83	50～56	69～79	52～57
血清白蛋白	g/L	34～45	41～50	28～39	26～35	16～17
血清氯	mmol/L	104～117	92～112	94～110	94～110	109～118
血清钾	mmol/L	3.7～5.0	2.7～5.1	6.5～8.7	3.8～5.4	7.5～7.7
血清钠	mmol/L	129～149	155～165	158	126～155	145～161
尿（一昼夜）	L	1～2	0.18～0.44	0.05	—	—
尿比重	—	1.025	1.01～1.015	1.033～1.036	—	—

附表 B-5　实验动物肺脏、肝脏分叶数参考值

种类	肺脏			肝脏			
	右肺	左肺	总肺叶数	右叶	左叶	后叶	总分叶数
猴	4	2	6	2	2	2	6
犬	4	3	7	2	2	3	7
猫	4	3	7	2	2	1	5
猪	4	2	6	2	2	1	5
家兔	4	2	6	2	2	2	6
豚鼠	4	3	7	2	3	2	7
大鼠	4	1	5	2	2	2	6
小鼠	4	1	5	2	2	1	5

附录 C　实验室规则及注意事项

一、实验室规则

实验室是开展教学实验和科学研究的场所，学生进入实验室必须严格遵守实验室各项规章制度和操作规程。

1. 遵守学习纪律，准时到达实验室，因故缺席或早退应向指导教师请假。

2. 保持实验室整洁、安静，严禁高声喧哗，以免影响他人实验。

3. 严肃认真进行实验，培养严谨的科学态度。实验期间严禁吸烟、吃零食，不得进行与实验无关的一切活动。

4. 爱护实验仪器设备和器械。在实验开始前认真清点手术器械及实验器械，如有缺损应及时报告指导教师。

5. 实验中应严格按操作规定使用仪器设备，各组专用器械不得串用，以免混乱。

6. 在实验中，如果仪器出现故障，应及时向指导教师或实验技术人员报告，以便及时检修或更换，严禁擅自拆卸、维修等。

7. 爱护实验动物，实验动物在实验前按组领取，因故需要补领时，必须经过指导教师同意。

8. 保持实验室内清洁整齐，不必要的物品不得擅自带入实验室。

9. 实验结束后应清点、擦净实验器械及用品，并摆放整齐，桌面收拾干净，动物、纸片及废品应放在指定地点，不得随意乱扔。

二、注意事项

1. 在实验中会遇到腐蚀、毒或剧毒试剂，应严格按照指导教师的规定操作，以免伤害自己和他人。

2. 使用后的手术器械必须用干净纱布擦干、放置整齐。

3. 下课后，轮流安排人员打扫卫生，经指导教师检查合格后，才能离开实验室。

4. 离开实验室前，必须关好门窗、水电，以确保实验室安全。

5. 实验结束后，结合实验结果，完成实验报告，对于实验中出现的与预期不符的实验结果，结合书本和文献知识，认真思考，分析可能的原因。

（刘福玉）